Dr F. LAVERGNE

ÉTUDE MÉDICALE

SUR

Salies-de-Béarn

Le débit moyen est évalué de la manière suivante :

	Pour 24 heures.
Source du Bayâa :	50 à 55 mètres cubes.
Source du Griffon :	180 à 200 »
Source d'Oraas :	80 à 90 »

Il existe, en outre, à portée de l'Etablissement thermal, trois réservoirs d'eau salée, contenant l'un 1 200, l'autre 1 900, la troisième 2 300 mètres cubes.

On ne connaît pas la situation exacte qu'occupe, dans l'intérieur du sol, le banc de sel gemme au contact duquel s'enrichissent les eaux qui alimentent les sources minérales de Salies ; à Oraas au contraire, un sondage fait pour rechercher le gîte, l'a rencontré à une profondeur de 60 mètres et a révélé son existence sur une épaisseur de 90 mètres, dans le *keuper*. On sait que le keuper est un terrain formé surtout de marnes diversement colorées (les marnes irisées), qui constitue l'étage supérieur du *trias*. Le trias lui-même est une formation de transition entre la période primaire et la période secondaire. Voici, du reste, à titre de renseignement, dans le tableau ci-contre, la succession des terrains qui forment l'écorce terrestre, en commençant par les couches les plus anciennes, généralement les plus profondes.

I

LES EAUX DE SALIES-DE-BÉARN

EAUX NATURELLES, FROIDES
CHLORURÉES SODIQUES FORTES, BROMO-IODURÉES.

1. Provenance de l'eau ; débit. — L'eau minérale, employée à Salies à la fabrication du sel et aux usages médicaux, provient de la source du Bayâa et de celle du Griffon, situées au centre de la ville, et du puits d'Oraas, situé environ à 6 kilomètres de Salies. Cette dernière eau est amenée à Salies et mélangée à celle du Bayâa ; c'est avec ce mélange qu'on alimente l'établissement thermal et la saline.

Le *débit* de ces diverses sources varie selon les saisons, dans des proportions sensibles.

Première Partie

LES EAUX DE SALIES-DE-BÉARN

Salies-de-Béarn

Étude Médicale

PAR

Le Dr Fernand LAVERGNE

ANCIEN INTERNE DES HOPITAUX DE PARIS

Membre de la Société d'Hydrologie, Médecin consultant
à Salies-de-Béarn

PARIS

GEORGES CARRÉ, ÉDITEUR

58, RUE SAINT-ANDRÉ-DES-ARTS, 58

1893

STATION THERMALE

DE

SALIES-DE-BÉARN

Salies-de-Béarn est une petite ville du département des Basses-Pyrénées (arrondissement d'Orthez), située sur la ligne de Bordeaux à Pau, et de Toulouse à Bayonne (embranchemen de Puyoo à Mauléon) ; à une heure et demie de Pau ; à quatre heures de Bordeaux ; à sept heures de Toulouse ; à treize heures de Paris.

Population : 6 400 habitants.

Altitude : 53^{m} 80

Climat doux, analogue à celui de Pau.

ÉTUDE MÉDICALE

SUR

Salies-de-Béarn

TERRAINS FORMANT L'ÉCORCE TERRESTRE

ÈRES	PÉRIODES			
Primaire	Primitive	Gneiss granitoïde.		
		Micachiste.		
	Cambrienne.			
	Silurienne.			
	Dévonienne.			
	Permo-Carbonifère	Carbonifère.		
		Permienne	grès rouge.	
			Zechstein.	
Secondaire	Triasique	Vosgienne.	grès des Vosges, grès bigarré.	
		Franconienne.	*Muschelkalk.*	
		Keupérienne.		
	Jurassique	Liasique.		
		Oolithique.		
	Crétacée.			
Tertiaire	Eocène.			
	Miocène.			
	Pliocène.			
Moderne	Récente.			

Le sel d'Oraas se trouve, en amas lenticulaires dans les marnes keupériennes qui contiennent aussi du sulfate de chaux ; le sel est, du reste, associé dans tous les gisements connus jusqu'à ce jour au sulfate de chaux, soit anhydre (anhydrite), soit hydraté, (gypse, plâtres). Ces gisements se trouvent tous dans le trias ou dans le *zechstein* qui vient immédiatement au-dessous du trias : ainsi les formations salines des Vosges se trouvent dans le keuper, celles de la Thuringe et du Wurtemberg dans le muschelkalk (sous-étage moyen du trias), celles de Stassfurth dans le zechstein.

On peut donc, bien qu'on n'ait pas, croyons-nous, fait à Salies de recherches spéciales pour préciser la situation du gîte, mais en s'inspirant de ce qui existe ailleurs et notamment à Oraas, tenir pour certain que ce gîte se trouve dans le trias et pour infiniment probable qu'il est localisé dans le sous-étage supérieur du trias, le keuper.

2. Origines des gîtes de sel. — Toutes les formations, minérales ou autres, ont une origine *éruptive* ou une origine *sédimentaire* : *éruptive*, quand elles résultent de l'épanchement de matières internes provenant du noyau du globe et remontées dans les fissures de l'écorce terrestre ; *sédimentaire*, quand elles ont été déposées par l'eau salée (dépôts marins) ou l'eau douce (dépôts lacustres) qui les tenait en suspension ou en dissolution.

Dans le cas qui nous occupe, l'origine sédimentaire est celle qui se présente la première à l'esprit; nous voyons journellement extraire le chlorure de sodium des mers qui baignent nos rivages; n'est-il pas naturel d'admettre que les bancs de sel gemme que l'on rencontre dans les profondeurs du sol, proviennent de mers qui à l'époque du zechstein, du muschelkalk ou du keuper, le tenaient en dissolution ?

Ce n'est cependant pas l'origine sédimentaire que les géologues assignent en général aux formations salines; beaucoup croient, avec Elie de Beaumont, à leur origine éruptive. Voici les principaux arguments en faveur de cette solution.

En supposant que les gisements de sel aient une origine sédimentaire, on ne peut pas admettre que le sel s'est déposé peu à peu de l'eau qui le tenait en dissolution, comme l'eût fait une matière simplement en suspension, mais non dissoute. Il faut pousser, jusqu'au bout, l'assimilation entre le sel gemme et les mers anciennes d'une part, et le sel marin et les mers actuelles d'autre part; et de même qu'aujourd'hui, pour extraire le sel, il est nécessaire de faire évaporer l'eau de mer, de même il faut admettte que les gisements de sel gemme proviennent de l'évaporation d'anciens bassins maritimes. Mais cette explication est rendue bien difficilement acceptable par les épaisseurs quelquefois énormes qu'atteignent les formations salines ; nous avons dit que celle d'Oraas a été recoupée sur une profondeur de 90 ^{m} ; celle de Stassfurth l'a été sur une hauteur de 170 ^{m} ; on en connaît de plus considérables encore. Qu'on juge par là de l'épaisseur qu'il faudrait assigner aux nappes liquides qui, après évaporation, auraient pu laisser un résidu semblable ?

Le sel gemme offre aussi quelquefois avec le sel marin des différences de composition notables : ainsi, le sel lorrain ne contient ni chlorure de magnésium, ni traces d'iode ou de brome ; aussi E. de Beaumont a-t-il fait ressortir combien il était peu probable qu'il fût le résultat d'une évaporation naturelle survenue dans des lagunes marines ; il a indiqué, au contraire, l'analogie que présentent ces gisements avec certains produits immédiatement dérivés de l'activité éruptive (DE LAPPARENT, *Traité de géologie*, p. 802).

Cette raison n'existe pas pour le gîte de Salies, qui contient, comme l'eau des mers actuelles, les principes qui manquent aux sels des Vosges ; mais, des raisons plus convaincantes que celle qui précède militent en faveur de son origine éruptive. Il y a en Europe, à partir de l'époque triasique, une période métallifère très générale, pendant laquelle les fentes de l'écorce terrestre ont reçu sous forme de filons concrétionnés, des minerais principalement plombifères. Plus tard, c'est-à-dire aux époques éocène et miocène, les dislocations qui ont donné naissance aux Pyrénées et aux Alpes principales, ont ramené une seconde période métallifère très analogue à la première. Il est remarquable que ces deux périodes ont été caractérisées l'une et l'autre par d'abondants dépôts de chlorure de sodium et de sulfate de chaux. Cette concomittance, depuis longtemps signalée par E. de Beaumont pour la période triasique, fournit un puissant argument en faveur de l'origine interne des principaux dépôts de sel gemme et de gypse, notamment de ceux de Salies, en pleine région pyrénéenne.

Rappelons enfin qu'il y a, aux portes mêmes de la ville de Salies, des affleurements d'*ophites* ; que les affleurements de cette roche sont le plus souvent accompagnés de sources salines plus ou moins thermales ; cette association du sel avec une roche évidemment éruptive semble bien être un argument en faveur de la thèse que nous soutenons.

3. Caractères physiques et chimiques. — L'eau minérale est limpide, n'a aucune odeur ;

ANALYSE DES EAUX DE SALIES

Analyse de M. le Dr Garrigou

Pour un litre :

	gr.
Chlorure de sodium.	229 255
— de potassium...	0 354
Chlorure de calcium.	6 495
— de magnésium...	6 792
Chlorure de lithine.	traces.
Sulfate de soude...	9 094
— de potasse..	0 612
— de chaux...	0 797
— de magnésie.	3 759
— de lithine...	traces.
Bromure de magnésium...	0 473
Iodure de sodium...	0 053
Alumine de fer.....	0 460
Silicate de soude...	0 254
Carbonate de soude.	traces.
Matières organiques	non dosées.
Total.....	**257,988**

Analyse faite par M. Wilm

POUR L'ANNUAIRE SPÉCIAL DES EAUX MINÉRALES DE FRANCE

Pour un litre :

	gr.
Acide carbonique des bicarbonates......	0 2976
Acide carbonique libre...	0 0189
Chlorure de sodium.	245 4499
— de potassium...	2 3040
Chlorure de lithium.	0 0174
— de rubidium...	traces.
Bromure de sodium.	0 1617
Iodure de sodium...	traces.
Sulfate de calcium.	2 7404
— de magnésium...	3 5768
Sulfate de sodium..	0 6674
Silice et alumine...	0 1840
Carbonate de calcium...	0 2699
Carbonate de magnésium...	0 0302
Carbonate de fer...	0 0420
Matières organiques non dosées et pertes..............	0 7614
Poids du résidu.	**256,2404**

ANALYSE DES EAUX D'ORAAS

Par M. Garrigou.

	gr.
Chlorure de sodium.	256 417
— de potassium...	1 220
Chlorure de calcium.	2 846
— de magnésium...	1 429
Sulfate de soude....	5 475
— de potasse..	traces.
— de lithine ..	traces,
— de chaux...	1 500
— de magnésie.	2 000
Silicate de soude...	4 285
Alumine...........	0 250
Acide carbonique...	traces.
Bromure de magnésium...	0 362
Iodure de sodium...	traces.
Matière organique..	1 150
Total...	**276,934**

L'eau parfaitement limpide marquait 25°5 à l'aréomètre Baumé. La réaction au papier de tournesol était neutre.

D'après M. Wilm (Juillet 1889)

Composition élémentaire.

	gr.
Chlore et brome...	177 637
Acide sulfurique...	0 076
Sodium, potassium, lithium...	115 510
Calcium...........	1 286
Magnésium.........	0 752
Oxydes de fer et manganèse...	0 008
Poids du résidu sec.	**300,540**

Groupement.

	gr.
Carbonate de calcium...	0 127
Carbonate ferreux..	0 012
Chlorure de sodium, de potassium et de lithium...	293 000
Chlorure de magnésium...	0 161
Sulfate de calcium .	4 200
Sulfate de magnésium...	3 557
Total des sels par litre.	**301,057**

elle offre une saveur franchement salée, avec un arrière-goût amer ; sa température moyenne est de 15° ; sa densité varie de 23° à 25° ; elle est neutre au papier de tournesol ; tels sont ses caractères physiques.

La composition chimique a fait l'objet de nombreuses analyses ; nous ne croyons pas utile de reproduire les analyses anciennes, il nous suffira de donner les plus récentes, celles de MM. Garrigou et Wilm (v. page 14 et 15).

Il ressort de ces analyses que ces eaux doivent être rangées parmi les eaux froides chlorurées sodiques fortes, bromo-iodurées. Ce sont les plus minéralisées des sources chlorurées sodiques connues ; c'est ce qui ressort du tableau comparatif reproduit ci-contre.

D'après Durand-Fardel (*Traité des Eaux minérales*, 3e édition, p. 131) il est douteux qu'il y ait un parti spécial à tirer de leur minéralisation excessive. Il ne faudrait pas la considérer comme une supériorité (*Annales de la Société d'Hydrologie*, T. 25, p. 295). Nous demandons à notre éminent maître en hydrologie la permission de ne pas partager complètement sa manière de voir. Incontestablement, au point de vue de l'usage interne, la minéralisation excessive n'est pas un avantage, car elle rend l'eau minérale beaucoup plus diffi-

Richesse comparative des principales sources chlorurées sodiques simples de la France et de l'Etranger.

NOMS DES SOURCES	SELS	CHLORURE DE SODIUM	BROMURES	IODURES	AUTEURS DES ANALYSES
Salies-de-Bearn :	gr.	gr.	gr.	gr.	
Bayaa......	257 988	229 255	0 473	0 053	Garrigou.
Oraas......	301 570	293 000	» »	» »	Wilm.
Nauheim........	40 3 (1)	37 85	0 0098	Traces	Chatin.
Hammam-Melouane .	30 0113	26 0690	» »	» »	Tripier.
Salins...........	27 83553	22 745	0 0306	Traces	Reveil.
Salies-du-Salat ..	34 065	» »	» »	» »	Filhol.
Hombourg......	16 437(2)	10 399	0 0028(3)	» »	Fresenius et Will.
Soden...........	14 800	11 034	» »	» »	Liebig.
Creusnach	12 2819	9 4672	0 0350	0 038	Liebig.
Balaruc.........	10 2671	7 0451	Traces	» »	Béchamp et Gautier.
Kissingen.......	8 5944	5 8220	0 00840	Traces	Liebig.
Bourbonne-les-Bains .	7 630	5 800	0 065	»	Pressoir.
Lamotte-les-Bains	7 44	3 80	0 02	»	O. Henri.
Niederbronn....	4 627	3 088	0 010	Traces	Kosman.
Bourb.-l'Archambault	4 357	2 240	0 025	»	O. Henri.
Bourbon-Lancy..	1 8299	1 3116	» »	»	Glenard.
Salins-Moutiers .	15 143	11 317	» »	»	Bouis.
Montecatini.....	22 5225	18 5454	Traces	Traces	Peria.
Wiesbaden......	8 2626	6 8356	Vestiges	»	Fresenius.
Eau-de-mer :					
Océan........	39 524	26 640	»	»	
Méditerranée.	40 726	27 226	»	»	

(1) F. Wilhelm. — (2) Stahlbrunnen. — (3) Elisabethbrunnen.

cile, pour ne pas dire impossible, à supporter par les voies digestives. Mais, au point de vue balnéothérapique, il ne saurait en être ainsi. Tous les médecins qui exercent dans notre station ont pu se rendre compte de la supériorité incontestable des *bains entiers* (bains pur sel) dans le traitement de certaines affections justiciables de Salies, par exemple dans le rachitisme et dans la scrofulo-tuberculose osseuse.

Du reste, Durand-Fardel l'a dit lui-même « la spécialisation du traitement thermal de la scrofule appartient aux eaux chlorurées-sodiques ; leur action est en raison de leur minéralisation en chlorures » (*Traité des Eaux Minérales*, p. 391).

Les analyses de MM. Wilm et Garrigou montrent que les chlorures (surtout le chlorure de sodium) les bromures, les iodures, sont les principes médicamenteux qui prédominent dans nos eaux. Leur présence a une importance considérable, bien mise en relief par tous ceux qui ont écrit sur la station.

En effet, le *chlorure de sodium* existe dans tous les tissus et dans toutes les humeurs de l'organisme ; il a une influence considérable sur la nutrition ; l'économie subit des troubles graves si on ne lui en fournit pas la quantité nécessaire ; la privation du sel rend albuminurique et hydropique ; sous son influence les échanges nutritifs et les sécrétions sont accrus ; l'oxydation est augmentée ; les combustions sont plus vives ; le travail de désassimilation est plus actif ; bien que l'alimentation soit considérable, l'organisme ne peut guère engraisser ; la chaleur se transforme en mouvement et celui-ci se traduit extérieurement par une énergie plus grande. . . . ; le chlorure de sodium retarde la destruction des hématies et augmente l'excrétion de l'urée, etc. .

Le *chlorure de calcium* est un fondant, un stimulant des glandes lymphatiques.

Le *chlorure de potassium* donne aux tissus musculaires la force et la contractilité.

Les *bromures* ont des propriétés sédatives, contro-stimulantes bien connues.

Il en est de même des propriétés fondantes et résolutives des *iodures*, de l'iodure de sodium en particulier.

La prédominance de ces principes permet, jusqu'à un certain point, de pressentir les effets physiologiques, et partant les effets thérapeutiques de nos eaux. Ce serait toutefois une grosse erreur que de vouloir créer une analogie absolue entre les effets du chlorure de sodium et ceux de la médication chlorurée sodique. Il serait injuste aussi d'attribuer exclusivement à ces mêmes principes les bons effets de cette médication ; il faut tenir grand compte des autres corps qui existent à côté d'eux et qui, bien que moins abondants et moins en relief, ont aussi leur importance. Durand-Fardel a fait récemment, à ce sujet, une intéressante communication à la société d'Hydrologie. (Des applications de la méthode analytique à l'étude de la thérapeutique. Tome 35, *Annales de la Société d'Hydrologie*).

S'il est vrai, dit-il, que la thérapeutique contemporaine se base, d'une part, sur l'analyse des agents médicamenteux, et d'autre part, sur l'analyse de leurs effets physiologiques, on ne saurait appliquer cette méthode à la thérapeutique des eaux minérales. L'analyse est ici plus difficile à faire, car une eau minérale « est un agrégat de principes chimiques qui se sont associés avec des caractères et dans des proportions déterminées, durant la migration de l'eau minérale, d'une profondeur quelconque du globe terrestre à la superficie. L'analyse chimique isole chacun de ces éléments et nous les met sous les yeux avec une étiquette particulière » mais celle-ci n'est nullement l'image fidèle de ce qu'est, en réalité, une eau minérale, car nous ignorons absolument les réactions moléculaires qui ont du se produire entre les divers principes, dans des conditions de température et de pression, inconnues aussi. — Des aliments que nous ingérons, l'économie utilise seulement certains principes qu'elle considère comme propres à la rénovation de nos tissus. Est-ce à dire que les autres, inertes en apparence, n'ont aucune utilité ? Assurément non, puisque l'on n'a jamais pu nourrir quelqu'un par l'usage exclusif des premiers.

Il est donc probable que les principes dominants, ou paraissant tels, d'une eau minérale, ne doivent leur puissance thérapeutique qu'au voisinage de principes multiples, peu actifs ou inactifs par eux-mêmes.

Quand il s'agit des eaux chlorurées sodiques, plus encore que lorsqu'il s'agit des bicarbonatées sodiques ou des sulfurées, il est difficile de conclure par analogie, des effets de leur principe prédominant, le chlorure de sodium (auquel s'ajoutent généralement les bromures) à ceux de l'eau minérale elle-même. Le chlorure de sodium, en effet, quelle que soit son importance dans l'alimentation, dans l'évolution des êtres organisés, est peu employé en thérapeutique. Il l'est, en tous cas, à faible dose, et son usage est surtout interne. Par contre, l'action thérapeutique des chlorurées sodiques est bien connue. La pratique de ces eaux est à peu près exclusivement balnéaire, et leur richesse de minéralisation est très considérable.

Ces considérations s'appliquent absolument à nos eaux, les plus minéralisées de toutes les chlorurées sodiques connues, et sans vouloir en rien diminuer l'importance des analyses chimiques, surtout quand elles sont l'œuvre de chimistes tels que MM. Wilm et Garrigou, nous ne pouvons que conclure avec Durand-Fardel « qu'une eau minérale représente un tout, dont il n'est permis, pour l'étude analytique des effets qui s'y rapportent, de détacher aucune des parties dont elle se compose ».

Quoi qu'il en soit, les eaux de Salies et d'Oraas sont chargées d'une grande quantité de chlorure de sodium (256 et 301 g. d'après M. Wilm ; 257 g. et 276 g. d'après M. Garrigou). Ce sont d'énormes proportions, étant donné qu'à 18° un litre d'eau est absolument saturé de sel, lorsqu'il en a dissous 360 grammes.

Cette richesse rend facile l'*extraction industrielle* du sel. Elle rend inutile, cela va sans dire, la concentration préalable par une première évaporation obtenue à froid à l'aide des *bâtiments* de graduation. — L'eau est amenée directement dans de grandes cuves en tôle de fer, dont la section rectangulaire mesure environ $1^m,50$ sur 4 à 6^m, et dont la profondeur n'atteint guère que 0,50. Ces cuves sont ouvertes par le haut. Le bas, noyé dans un massif de maçonnerie, est chauffé à l'aide d'un foyer, ordinairement muni d'un retour de flammes. Le chauffage se fait au bois. Disons, pour en finir tout de suite avec la description du matériel que chaque cuve est surmontée, à une hauteur de deux mètres environ, par une espèce de dôme à section triangulaire, formé par des planches étagées, avec un certain retrait, les unes au-dessus des autres. C'est pour éviter que l'eau condensée sous les tuiles de la toiture, retombe sur le sel qui va se déposer dans la cuve : ces gouttelettes d'eau, sont, en effet, chargés d'impuretés qui, même en quantité minime, suffiraient pour jaunir une grande quantité de sel.

Examinons ce qui se passe dans une cuve que l'on vient de remplir d'eau salée. La température, qui est de 15° environ, s'élève progressivement, et nous voyons le liquide d'abord troublé, s'éclaircir peu à peu parce qu'il se dépouille de certaines substances : il se forme, en effet, au fond de la cuve, un dépôt blanc, le *schlott*, qui est principalement composé de sulfates de chaux et de soude. A la longue, ce *schlott* forme d'épaisses couches que l'on enlève avec un rateau, et qui sont susceptibles de devenir un excellent engrais ; car un contact prolongé avec l'azote de l'atmosphère transforme les sulfates en azotates, dont on connaît le rôle précieux en agriculture.

Le liquide dépouillé du schlott continue à s'échauffer et à s'évaporer. Bientôt, il ne reste plus dans la cuve qu'une quantité de liquide strictement suffisante pour tenir en dissolution tout le sel ; la liqueur est alors *saturée* : à partir de ce moment, l'évaporation de toute nouvelle quantité d'eau est accompagnée du dépôt d'une quantité proportionnelle de sel, et nous assistons à une véritable cristallisation de ce sel. Nous savons que dans toute cristallisation, les cristaux sont obtenus d'autant plus gros qu'on maintient plus tranquille la dissolution dans laquelle ils se forment : cela nous explique pourquoi, quand on veut obtenir du gros sel, on ne chauffe que légèrement, tandis que, quand on veut du sel fin, on augmente un peu la température ; cette augmentation se traduit, en effet, par une ébullition plus vive et par une agitation plus grande de la masse liquide. Cela nous fait aussi comprendre pourquoi, en même temps, dans une même cuve, la grosseur du sel déposé varie méthodiquement d'un point à un autre (surtout dans les cuves dont le foyer n'est pas muni d'un retour de flammes) ; le sel le plus fin se déposant dans la partie la plus chaude de la cuve, qui est la plus voisine du foyer. (Le retour de flammes a, en effet, pour but, de mieux utiliser la chaleur du foyer, et d'uniformiser la température des diverses parties de la cuve).

Le chlorure de sodium cristallise donc ; et il est seul à cristalliser. En effet, comme il est contenu dans l'eau en quantité beaucoup plus grande que les autres substances, le moment où, par suite de l'évaporation, le liquide est saturé de chlorure de sodium, et par conséquent incapable de le conserver tout en dissolution, si l'évaporation continue, est atteint bien avant que ce même liquide soit aussi saturé des autres substances.

A un moment donné cependant, la presque totalité du chlorure de sodium s'est déposée ; il ne reste alors dans la cuve qu'une liqueur concentrée, l'*eau-mère*. Si l'on poussait l'opération encore plus loin, les autres substances se précipiteraient à leur tour et viendraient souiller le sel déjà déposé. On remplit alors de nouveau la cuve d'eau salée et une nouvelle opération recommence, qui va augmenter la quantité de sel déposé, et la quantité d'eau-mère — le tout sans éteindre le feu sous la cuve — ; cela fait, on renouvelle la même série d'opérations.

L'*eau-mère* ainsi obtenue, marque 26° à l'aréomètre de Baumé ; par évaporation, on peut l'amener à 35° environ : au-delà, elle deviendrait pâteuse. Par refroidissement, elle se dépouille d'une partie des sels qu'elle contient. Cette eau, à 35°, est jaunâtre, très salée, très amère. Elle a été analysée par MM. Wilm et Garrigou.

Les résultats de ces deux analyses présentent certaines différences secondaires, qui s'expliquent facilement, car l'eau-mère n'est pas un produit défini, mais bien un produit complexe et pour ainsi dire successif, dont la composition varie avec le degré de concentration auquel on l'a amené. Mais il y a, entre elles, deux différences capitales, au point de vue du poids total des matières dosées, et au point de vue des proportions de chlorure de magnésium. Le Dr Garrigou accuse un total de 487 gr. 293, M. Wilm, un total de 377 gr. 887 ; pour les chlorures, le premier trouve 223 gr. 335 pour celui de sodium, 155 gr. 203 pour celui de magnésime ; le second trouve 44 gr. 172 et 231 gr. 814. Comment expliquer ces différences ? En admettant qu'il ne s'est glissé aucune erreur dans les opérations de ces éminents chimistes, il est probable qu'ils n'ont pas opéré l'un et l'autre sur des produits comparables ; peut-être le dépouillement par refroidissement a-t-il été poussé plus loin dans l'eau analysée par M. Wilm que dans celle qu'a étudiée M. Garrigou ; cela expliquerait les différences dans les totaux des matières dosées. Quant

EAUX-MÈRES DE SALIES-DE-BÉARN à 35°

D'après M. Garrigou

Par Litre.

Chlorure de sodium	223 gr. 335
— de potassium	55 009
— de lithium	1 500
— de calcium	1 800
— de magnésium	155 203
Sulfate de magnésie	11 245
Bromure de magnésium	10 000
Iodure de magnésium	0 949
Silicate de soude	0 272
Alumine et fer	0 183
Carbonate de soude	Traces.
Matières organiques	15 000
Pertes	12 800
Total	487 gr. 293

D'après M. Wilm

Un litre. — Densité, 1,255.

Chlorure de magnésium	231 gr. 814
— de sodium	44 172
— de potassium	35 827
— de lithium	1 051
— de rubidium	Traces.
Bromure de magnésium	10 313
Iodure de magnésium	0 010
Sulfate de potassium	21 830
— de sodium	17 815
— de magnésium	15 055
Total	377 gr. 887

à celles des proportions accusées pour les chlorures, on trouvera peut-être étonnant à priori que M. Wilm n'accuse qu'une quantité de chlorure de sodium relativement peu importante, car l'eau-mère restant au contact d'un énorme excès de sel jusqu'au moment où on la retire de la cuve, devrait, semble-t-il, en contenir près de 360 gr. par litre; mais nous remarquerons qu'en se refroidissant l'eau-mère a laissé déposer un peu de sel, et surtout que la très forte proportion de chlorure de magnésium qui s'accumule dans l'eau-mère peut expliquer la faible proportion de chlorure de sodium, le chlorure de magnésium prenant pour ainsi dire la place du chlorure de sodium.

Quoiqu'il en soit, les deux analyses établissent la présence dans l'eau-mère de principes précieux au point de vue thérapeutique; il y a notamment un accord parfait entre elles, au point de vue de la proportion du bromure de magnésium (10 gr. et 10 gr. 313). Nous n'avons plus besoin d'expliquer, après ce que nous avons dit, pourquoi les eaux-mères sont beaucoup plus riches que l'eau naturelle en produits secondaires; dans un litre d'eau-mère se trouvent accumulés les principes qui se trouvent disséminés dans un nombre beaucoup plus grand de litres d'eau naturelle.

Nous avons qualifié les eaux-mères de produit

successif; il peut en effet exister toute une gamme d'eaux-mères qui ne diffèrent entre elles que par le degré de concentration. Dans la pratique, on prépare trois espèces d'eaux-mères, qui ne diffèrent entre elles que par leur degré de concentration.

La première est celle qu'on retire des cuves d'évaporation en même temps que le sel qui s'y est accumulé, et qui marque environ 26° à l'aréomètre. C'est celle que l'on emploie à l'Etablissement pour additionner les bains d'eau salée.

Si on reprend cette eau-mère dans une cuve, et qu'on la soumette à une évaporation lente, à l'aide d'une chaleur très douce, elle abandonne encore de nouveaux dépôts. Le premier de ces dépôts est constitué par du sel qui peut-être ajouté au sel comestible déjà obtenu. Les dépôts suivants constituent les *sels secs d'eaux-mères*, dont nous verrons plus tard l'utilisation. Si dans cette concentration, on s'arrête quand l'eau-mère marque 28° à 30° à l'aréomètre, on a la seconde espèce d'eaux-mères, utilisée pour l'application des *compresses*. Si on la pousse jusqu'à 35° environ, on a la troisième espèce, qui est utilisée avec les sels secs d'eau-mère pour les bains concentrés. Nous devons ajouter que, dans les préparations industrielles de ces différentes espèces d'eaux-mére, ce n'est point sur l'aréomètre qu'on se base pour arrêter la concentration au point voulu ; on se fonde sur certains caractères empiriques, notamment sur le goût : l'eau-mère employée pour les bains concentrés est très amère.

Comparaison des Eaux-mères de Salies avec les autres Eaux-mères. Nous empruntons à Durand-Fardel (*Traité des Eaux minérales*), l'analyse des eaux-mères les plus usitées ; ces eaux-mères diffèrent donc entre elles, comme les eaux salées d'où elles dérivent. A *Salins*, c'est le chlorure de sodium qui domine ; à *Nauheim* et à *Creuznach*, le chlorure de calcium ; à *Salies de Béarn*, le chlorure de sodium (Garrigou), le chlorure de magnésium (Wilm). Creuznach st Salies renferment à peu près la même quantité de bromures. Mais, ce qu'il esi important de faire remarquer, c'est la différence dans le mode d'administration de ces eaux-mères. A Salies, l'eau-mère est ajoutée au bain, à titre presque exclusif de correctif de la médication salée, dans ce qu'elle a de trop excitant ; à Hombourg, à Lavey, à Creuznach, à Salins, on emploie l'eau-mère pour suppléer à une minéralisation insuffisante, pour saler le bain. La différence méritait d'être signalée.

EAUX-MÈRES DES SALINES DE SALINS (Jura)

Chlorure de sodium	163gr.	0400
— de magnésium	60	9084
Sulfate de potasse.	68	5856
— de soude	22	0600
Bromure de potassium	2	8420
Peroxyde de fer	traces.	
Eau par différence	680	5640
	1000gr.	0000

(Réveil, 1863)

EAUX-MÈRES DES SALINES DE BEX (près Lavey)

Sur 1000 grammes

Chlorure de magnésium	142	80
— de calcium	40	39
— de potassium.	38	62
— de sodium.	33	92
Bromure de magnésium	0	65
Iodure de magnésium	0	08
Sulfate de soude	35	49
Silice	0	15
Alumine.	0	39
Carbonate de chaux.	traces.	
Fer.	traces.	
Matière organique	indét.	
	292gr.	94

(Pyrame Morin, 1851)

EAUX-MÈRES DE CREUZNACH

Sur 1000 grammes

Chlorure de sodium	7	8567
— de magnésium	5	0052
— de potassium	2	2525
— de calcium	205	4300
Bromure de magnésium	2	6000
— de sodium	8	7000
	316	6000

(Ozaun)

EAUX-MÈRES DE NAUHEIM

Chlorure de soude	72	1100
— de chaux	132	6333
— de calcium	2302	2263
— de magnésie	269	0303
— de fer		traces.
— de manganèse		traces.
— d'alumine		traces.
Sulfate de chaux	5	7600
Bromure de magnésium	9	7584
Substances organiques	5	6080
Résidu insoluble	0	0000
Total des substances solides	2794	1314
Eau	4885	8689
	7680	0000

(Broméis)

II

BALNEOTHERAPIE

Les eaux de Salies sont administrées sous forme de *bains*; de *douches*; de *compresses d'eau mère*; d'*irrigations nasales*.

1. Bains. — Les Bains sont donnés dans des baignoires en bois, peu élégantes il est vrai, mais offrant l'avantage de résister à l'action corrosive de l'eau salée. Leur contenance (250 à 260 litres en général) est quelque fois insuffisante pour certains malades d'une taille ou d'une corpulence au dessus de la moyenne. Il serait à désirer, disons-le en passant, qu'on augmentât le nombre des baignoires ayant une capacité supérieure. Deux robinets d'eau salée (chaude et froide) affectés à chaque baignoire, permettent de faire le mélange, et de préparer les bains suivant l'ordonnance médicale.

Ceux-ci sont pris, avec 1/5, 1/4, 1/2, 3/4 d'eau salée, ou complètement salés (bains entiers ou pur sel). Notre excellent confrère et ami Lissonde dans son interressant travail sur Salies, propose de prescrire les bains, suivant les indications du pèse-sel. L'eau minérale pure, marquant au minimum à 35° centigrades, 20° à l'aréomètre, un bain au quart pèsera 5° ; un bain à moitié 10° ; un bain aux trois quarts 15°. Qu'on adopte cette manière de procéder, ou la première, le pèse-sel constitue, en tous cas, un instrument de contrôle à la portée de tous, malades et médecins.

Etant donné qu'au dessus et au dessous de l'*indifférente*, la *température* du bain prime son action médicamenteuse, celui-ci doit être pris à la température *agréable*. Pour en fixer le degré, on se guide sur la sensibilité, l'impressionnabilité du sujet. Il importe aussi de tenir grand compte de l'age : M. le Dr Rousseau Saint-Philippe, dans une intéressante communication faite cette année au Congrès de Pau, a insisté beaucoup sur l'importance qu'il y a à surveiller attentivement la température du bain chez l'enfant. Chez l'adulte, 34 à 35° conviennent dans la grande majorité des cas : mais nous avons coutume de recommander à nos malades, d'augmenter ou de diminuer légèrement cette température, suivant leur sensibilité propre.

Il est important qu'elle se maintienne constante pendant toute la durée du bain, d'où la nécessité de le faire réchauffer au moins une fois. Du reste, ainsi que le fait remarquer Nogaret, le bain salé se refroidit moins vite qu'un bain ordinaire, car, dit-il « la capacité calorifique de l'eau salée est plus grande que celle de l'eau douce et exige une plus grande quantité de calorique que celle-ci pour arriver au même degré de température. » Très souvent, en particulier chez les rhumatisants, les anémiques, et d'une façon générale chez tous ceux qui, réagissant difficilement, éprouvent au sortir du bain, un sentiment de froid assez prolongé, nous faisons élever la température jusqu'au plus haut degré de tolérance possible, pendant la dernière minute.

Quant à la *durée* du bain, elle est eminemment variable et doit-être en rapport avec l'âge, le tempérament, etc... Il est des malades — les nerveux principalement — qui supportent mal un bain de demie-heure, et pour qui vingt minutes constituent un maximum qu'il vaut mieux ne pas dépasser. La nature de la maladie comporte, elle aussi, certaines indications. Règle générale, le bain doit-être d'autant plus long qu'il est destiné à produire des effets plus résolutifs. Mais l'essentiel est de concilier l'indication avec la tolérance plus ou moins grande du malade. C'est une question de pratique locale. On peut dire que la durée du bain varie entre 15 minutes et une heure, 30 minutes constituant la durée habituellement prescrite.

Certains malades doivent se recoucher après le bain ; de ce nombre, les femmes atteintes d'affection utérines, les malades aux bronches susceptibles, chez lesquels il faut éviter toute chance de refroidissement.

Ceux, au contraire, chez lesquels n'existe aucune contrindication de ce genre, se trouvent mieux d'un exercice modéré après le bain.

Le *moment* du bain ne saurait être le même pour tous. Celui du *matin* est généralement préféré par les malades ; il se prête mieux au repos après lui ; mais il en est que le bain, pris à *jeûn*, éprouve beaucoup. Il en est d'autres, privés à peu près de sommeil, pour qui se lever de bonne heure constitue une véritable fatigue. A ceux-là nous conseillons de préférence les bain pris dans le *milieu de la journée*. Chez certains, le bain détermine, pendant quelques heures, un sentiment de lassitude très marquée, qu'on peut utiliser s'il s'agit de malades affectés d'insomnies rebelles. Pris le *soir*, le bain a souvent pour résultat de procurer le sommeil.

L'eau salée est souvent additionnée d'*amidon*

ou d'*eau mère*. La première addition a pour but d'atténuer l'action locale du sel ; elle est indiquée chez les malades à peau sensible, irritable, lorsqu'on craint de provoquer des manifestations cutanées, en particulier chez les arthritiques, chez ceux sujets aux poussées d'urticaire.

La seconde constitue un correctif de la médication salée, dans ce qu'elle a de trop excitant pour quelques uns, ainsi que nous le verrons plus loin.

Mentionnons enfin, en terminant, l'usage pendant le bain, de pommades spéciales, (pommade *isolante*, pommade *adhérente*), destinées à protéger contre le contact de l'eau salée, certaines parties du corps plus ou moins enflammées (plaies récentes, écorchures, etc.).

2. Douche. — Après le bain, qui constitue le moyen balnéaire le plus employé à Salies, la Douche a aussi une grande importance : elle est *générale* ou *locale*.

La *douche générale* a une pression de deux atmosphères et demie. Beaucoup de malades, avec le désir mal fondé de prendre des douches très fortes, trouvent cette pression insuffisante. C'est une grande erreur. Les affections justiciables de nos eaux ne retireraient que de très mauvais résultats d'une grande force de projection. N'oublions pas que nous sommes à Salies où nous avons à manier une eau excessivement minéralisée, et très dense. La *qualité* de l'eau doit entrer ici en ligne de compte.

On peut donner à volonté des douches d'eau salée pure, chaudes ou froides, et des douches d'eau douce froide. Avec la plupart de nos confrères, nous ferons à celle-ci le grave reproche de ne pas être à une température ,assez basse. Pour faire de l'hydrothérapie froide, il faut de l'eau à 8° et 10°. Or, à Salies, notre eau ne descend que rarement au dessous de 14°.

Veut-on donner toute la pression, on se sert du *piston*; veut-on la diminuer, on emploie l'*arrosoir* ou le piston en jet brisé avec le doigt. Nous employons quelquefois aussi, mais plus rarement, la douche en *cercle*.

Comme *durée*, nous ne dépassons jamais *trois minutes*.

Ainsi administrée, à une température généralement supérieure à celle du bain, et en raison même de cette température, la douche doit-être prise après lui. C'est une douche *révulsive*.

La *douche locale* doit-être prise avant; elle est suivant les cas. *Résolutive*: douche tiède, en pluie ou en arrosoir, localisée sur telle ou telle région du corps; douche « filiforme » en jet plus ou moins brisé, prolongée suivant les cas, pendant 3, 4, 5 minutes et plus, et spécialement utilisée contre les engorgements ganglionnaires ; douche « de robinet » dans la baignoire, d'abord tiède, et portée peu à peu à une température aussi élevée que possible, la rougeur très vive de la peau indique le moment où l'on doit cesser la douche (Foix). *Percutante* (parésie, atrophies musculaires) avec un jet fort, une température très élevée ; très souvent elle s'applique à la colonne vertébrale. *Résolutive locale* (névralgies en général, sciatique) : même caractère ; il est souvent nécessaire de briser le jet.

Il est extrêmement important d'indiquer au malade la position à prendre pendant la douche. Nous dirons seulement que la meilleure est celle qui permet le relâchement des muscles de la région douchée. Elle est donc éminemment variable, suivant les cas.

La *douche ascendante* constitue dans bon nombre d'affections traitées à Salies, un adjuvant utile des autres procédés balnéotherapiques. Nous ne prescrivons jamais de douches ascendantes *utérines*, car nous les considérons comme nuisibles et dangereuses ; et si, dans le traitement d'une affection utérine ou périutérine, il est nécessaire d'employer les moyens locaux, nous leur préférons de beaucoup le *speculum de bain*, ou les simples irrigations à l'eau douce, mitigée d'une certaine quantité d'eau mère. Mais, nous conseillons souvent l'usage des douches ascendantes *rectales* ou *anales*, si utiles, en particulier contre la constipation.

3. Compresses. — L'application des *compresses* consiste à recouvrir la région malade de flanelle, ou d'un certain nombre de doubles de tarlatane, trempés dans une eau mère spéciale, plus ou moins chaude, légèrement exprimés, recouverts d'une toile gommée imperméable, et laissés à demeure pendant un temps variable. Nous verrons plus loin quel en est l'effet, et dans quels cas il convient de les appliquer.

4. Irrigations nasales. — Les *irrigations nasales* se font avec de l'eau douce, à 25° environ, additionnée d'une ou plusieurs cuillerées à soupe d'eau mère. A part la composition du liquide, le procédé n'a ici rien de spécial.

Les médecins qui, les premiers, ont exercé à Salies : Nogaret, de Laroque, avaient coutume de prescrire l'eau en *boisson*, à la dose d'une à deux cuillerées à soupe, dans du bouillon de poulet chaud.

En principe, il est bien évident que l'eau minérale, prise en boisson, constitue un agent précieux de la médication altérante et résolutive : mais, dans la pratique, l'excessive minéralisation de nos sources rend très difficile leur usage interne. Même a doses très faibles, factionnées, elles déterminent rapidement, du côté des voies digestives, des symptômes de gastro-enterite, qui forcent à suspendre leur emploi. Aussi, cette pratique a-t-elle été justement abandonnée. D'ailleurs, la présence dans une eau minérale, d'une certaine quantité d'acide carbonique, est indispensable à tout usage interne, et nos eaux en sont à peu près totalement dépourvues. Peut-être pourait-on essayer à Salies, ce qu'on a déjà tenté à Salins (sans grand succès, croyons-nous) de charger artificiellement l'eau d'acide carbonique. Nogaret, le premier avait eu cette idée, à laquelle il parait avoir ensuite renoncé, n'ayant pas constaté que ceux qui faisaient usage de l'eau à l'intérieur, obtinssent de meilleurs résultats que ceux qui ne prenaient que des bains.

A côté des moyens balnéothérapiques dont nous disposons, il en est plusieurs, mais un surtout, dont nous souhaitons vivement l'installation : c'est celle d'une salle d'*inhalation*. Les vapeurs qui se dégagent des cuves d'évaporation sont riches en parcelles de chlorure de sodium. Elles ont été, il y a déjà bien longtemps, analysées par Réveil et O. Henry fils, et contiennent par litre.

Chlorure de sodium.	4, 87
Matières organiques azotées et hydrocarbonées	0, 38

Pourquoi ne pas utiliser ces vapeurs ? Nogaret envoyait certains malades respirer à la saline. Foix avait imité cette manière de faire, peu pratique en réalité, car elle expose les malades aux refroidissements, à leur sortie — et c'est à cause de ce sérieux inconvénient, que nous ne la conseillons guère.

III

EPOQUE ET DURÉE DE LA CURE

L'établissement thermal de Salies-de-Bearn est ouvert toute l'année : on peut donc y venir en toute saison. Nous conseillons cependant d'éviter les mois de décembre et de janvier, à cause de certains hivers un peu rigoureux.

Les malades qui craignent et supportent mal les chaleurs s'abstiendront de venir en juillet et en août. La chose est possible, car la médication thermale ne constitue que bien exceptionnellement une médication d'urgence.

La *durée* de la cure varie beaucoup avec l'âge du sujet, la maladie, et surtout la manière dont les eaux sont supportées.

Dans presque toutes les stations thermales, les

malades ont la déplorable habitude de fixer eux-mêmes, à 21 jours, la durée de leur traitement. Nous ajouterons tout de suite, sans en rechercher les motifs, que chez nous, il n'en est point ainsi. C'est le médecin qui fixe, et le malade se soumet. La durée moyenne est de 25 à 30 jours. Elle est rarement plus courte, elle est souvent beaucoup plus prolongée ; nous connaissons des malades qui ont pris cent bains dans leur saison. C'est dans ces cas que le *repos pendant la cure* s'impose, d'une façon absolue, et a plusieurs reprises.

En est-il de même pendant les saisons d'une durée moyenne ? On ne saurait formuler de règle absolue à cet égard. Certains malades n'ont aucun besoin de repos ; d'autres, au contraire, sont forcés d'interrompre leur traitement pendant un ou plusieurs jours. Cela dépend de l'état du malade à l'arrivée, de l'affection qu'il vient soigner, de la manière dont il tolère les eaux. Pourquoi vouloir établir la même règle pour tous. J'en dirai autant du repos de deux jouis, après le dizième ou le douzième bain. Cette façon de procéder ne saurait rien avoir de fixe.

L'époque menstruelle exclue-t-elle les bains minéraux ? En d'autres termes, *une malade peut-elle se baigner pendant ses règles ?*

Nous partageons tout-à-fait, à ce sujet, la manière

de voir de l'auteur de l'article *Eaux minérales* dans le Dictionnaire de thérapeutique de M. Dujardin-Baumetz.

Chez une femme bien réglée, régulièrement réglée, les bains n'offrent aucun avantage et présentent des dangers. Il faut les déconseiller formellement.

Chez les femmes pâles, exsangues, qui ne font que tacher leur linge, le bain est utile, il doit être prescrit ; il a souvent pour effet d'augmenter l'écoulement. De même, chez les malades dysmennorhéïques, dont les règles sont précédées ou accompagnées de douleurs utérines atroces, dont le sang apparaît lentement, le bain calme la douleur, et favorise l'établissement complet des époques. S'il s'agit de femmes perdant beaucoup, et perdant longtemps, le bain doit être proscrit, pendant les 3,4,5 premiers jours, suivant les cas ; passé ce délai, la reprise du traitement balnéaire ne peut que favoriser la cessation des règles.

IV

EFFETS PHYSIOLOGIQUES

L'eau minérale, n'étant plus employée en boisson, en raison des symptômes de gastro-entérite qu'elle provoque, nous n'aurons à envisager ici que les effets du *bain* et ceux de la *douche*.

1. Bain. — (30° à 35°). *Localement*, l'eau salée par le fait même de sa composition chimique, détermine une activité particulière de la circulation cutanée, plus ou moins marquée suivant les sujets, et se traduisant par la rougeur de la peau. Au bout de quelques bains, celle-ci devient sèche, et brunit. De même, les ongles, rendus plus friables, prennent une teinte jaunâtre. Une grande part est à faire, dans l'explication de ces phénomènes, d'ailleurs passagers et disparaissant après la cure, à la présence constante sur la peau, de petits cristaux de chlorure de sodium. Ce sel, éminemment hygrométrique, absorbe les sécrétions cutanées, et dessèche l'épiderme. Un degré de plus, et on voit survenir des symptômes d'irritation cutanée : éruptions plus ou moins discrètes ; papulo-vésicules plus ou moins prurigineuses, se montrant de préférence chez les enfants, chez les jeunes femmes à peau fine et délicate ; parfois véritables poussées d'urticaire (arthritiques).

Cette action locale du bain salé est importante à considérer, car c'est d'elle que découlent les effets généraux. Nous les étudierons tout à l'heure. Il est aujourd'hui bien admis que la peau recouverte de son épiderme intact n'absorbe pas. Dans les bains de Salies, l'absorption est nulle ou insignifiante. Les effets laxatifs ou purgatifs qui se produisent chez certains sujets, en particulier chez les jeunes femmes, les éruptions diverses, survenant sur des parties du corps non immergées, l'existence de poussières salées dans ces mêmes régions, ne sont nullement une preuve de l'absorption dans le bain. Elles s'expliquent suffisamment soit par la voie reflexe, soit par le fait de la buée saline qui s'élève du bain. La cause des effets obtenus réside seulement dans une stimulation spéciale de tous les éléments constitutifs de la peau (vaisseaux, nerfs, lymphatiques, glandes, etc.), stimulation qui, du système nerveux périphérique, se répercute par voie reflexe sur les centres nerveux régulateurs de la nutrition élémentaire, et produit les phénomènes observés. Röhrig et Zuntz ont montré, en effet, que les excitations cutanées accroissaient, en même temps, et la consommation d'oxygène et les divers produits des oxydations élémentaires.

Ces *effets généraux* en quoi consistent-ils ?

Foix les a très judicieusement divisés en immédiats, prochains et éloignés.

a) *Pendant le bain* (effets immédiats), deux faits sont surtout remarquables : la fréquence moindre des mouvements respiratoires ; le ralentissement du pouls. A côté du premier de ces effets, on doit placer ce sentiment particulier de constriction thoracique, d'oppression, de poids à l'épigastre, accusé très fréquemment par certains malades, par les nerveux surtout.

Quant au second, il se traduit par un pouls à la fois plus ample et plus lent. Cette diminution des pulsations, cette « action sédative sur le système sanguin », avait été déjà notée par Nogaret.

Dans l'explication de ces deux symptômes, il faut, croyons-nous, tenir grand compte de la densité de l'eau salée, bien supérieure à celle de l'eau douce. De plus, pour les bien observer, il importe que le bain soit pris à la température « indifférente » voisine de la température du corps, en vertu même de ce principe, que tout bain minéral, pris à une température trop élevée, agît beaucoup plus par son calorique que par sa minéralisation.

b) *Au bout d'un certain nombre de bains*, absolument variable suivant les sujets, on observe alors les véritables effets (prochains ou consécutifs) de la médication, beaucoup plus importants à considérer, car ils nous permettent, jusqu'à un certain point, d'expliquer les effets thérapeutiques et curatifs obtenus dans notre station. Leur caractère primordial, comme du reste celui de tous les effets obtenus par les eaux chlorurées sodiques, est d'être *excitant.*

Cette excitation porte surtout sur la *circulation*, en particulier sur la circulation *abdominale* (utérine, rénale, hépatique, intestinale).

Il en résulte : Dans le domaine de la *circulation générale* « une oxygénatipn plus complète du sang, une augmentation de l'oxyhémoglobine, et du nombre des globules rouges (Lissonde).

Dans celui des *fonctions digestives*, une activité plus grande de ces mêmes fonctions se traduisant par le relèvement de l'appétit, une urination plus abondante, une plus grande fréquence des évacuations intestinales, notamment chez les enfants et les jeunes femmes. Disons toutefois que la constipation est le plus souvent observée chez les malades en traitement à Salies. A cela, il y a, croyons-nous, deux motifs principaux : le premier, c'est que beaucoup de nos malades, notamment les femmes atteintes d'affections utérines, sont, par le fait même de leur maladie, vouées à des constipations opiniâtres ; le second, c'est que les bains impriment aux fonctions de la peau une activité toute particulière, d'où résulte, jusqu'à un certain point, un « dessèchement de l'intestin, rendu plus marqué encore par l'augmentation des urines ».

Dans la sphère *utéro-ovarienne*, une action emménagogue, très remarquable, pouvant aboutir à de véritables ménorrhagies, si les eaux sont imprudemment administrées.

Du côté des *fonctions respiratoires*, une respiration plus large, plus profonde.

Du côté du *système nerveux*, une légère surexcitation, des insomnies, ou au contraire, une envie irrésistible de dormir, même pendant le jour ; une légère courbature musculaire.

Cette stimulation générale étant le résultat, par voie réflexe, de la stimulation cutanée, il parait logique d'admettre, à priori, qu'elle sera, comme celle-ci, d'autant plus grande que la solution saline sera plus concentrée. En pratique, en est-il ainsi ? En un mot, le bain salé est-il d'autant plus excitant qu'il est plus concentré ? Oui, dans la très grande majorité des cas. Il y a cependant quelques exceptions, mais elles sont assez rares.

Quoi qu'il en soit, c'est de l'ensemble des effets produits sur les fonctions circulatoire, respiratoire, nerveuse, que découlent les modifications profondes apportées « à l'assimilation et à la désassimilation, aux mutations nutritives, à *la nutrition.* » M. Robin les a particulièrement étudiées dans un travail récent : « *De la balnéation chlorurée sodique ; ses effets sur la nutrition ; ses nouvelles indications.* » Paris, 1892. Elles varient, d'après lui, avec le degré de salure du bain. Il ressort, en effet, des analyses publiées dans cet important travail que :

Le *bain au quart* contenant 6 % de sels, ne modifie pas l'ensemble des échanges. Le total des matériaux solides reste le même. Les matériaux organiques sont un peu diminués, mais la diminution porte sur les éléments organiques *non azotés*, car l'urée et l'azote totale, par conséquent les échanges azotés sont augmentés de 3 %. — Les matériaux inorganiques sont accrus, d'une quantité proportionnelle à la diminution des matières organiques.

La quantité d'urine est diminuée « sans doute par diminution de la tension artérielle. »

Le coefficient d'oxydation azotée est augmenté. L'oxydation est donc plus complète. Donc, l'acide urique, et les matières extractives azotées sont diminuées : le premier de 1,6 %, les secondes de 0,8 %.

L'acide phosphorique total est accru. Il en est de même du rapport de l'acide phosphorique à l'azote total. Il y a donc accroissement léger de la désassimilation des organes riches en phosphore (os, centres nerveux, etc.).

Les chlorures sont augmentés.

Le *bain à moitié* (12 % de sels) a une action plus profonde, plus complète, et différente de celle du bain au quart. Il augmente les échanges généraux envisagés en bloc, surtout les échanges organiques (de 8,2 %), et parmi eux, surtout ceux des matières albuminoïdes, puisque l'azote total éliminé croît de 12,2 %. Les matières albuminoïdes subissent, dans leur ensemble, une évolution satisfaisante, puisque le coefficient d'oxydation azotée croît légèrement (0,9 %). Cependant, malgré cela, les matières extractives azotées augmentent un peu, soit de 1,6 %.

Fait extrêmement important : l'excrétion de l'acide urique est énormément augmentée (de

38,7 %) par kilogramme de poids. Or, l'acide urique est un produit de désassimilation des tissus collagène, conjonctif, fibreux. Le bain à moitié n'augmente pas seulement l'excrétion de l'acide urique ; il en augmente la formation. Si, en effet, il ne faisait que favoriser l'expulsion d'un acide préformé, aussitôt la décharge effectuée, il s'abaisserait beaucoup. Or, il n'en est rien. Le bain demi-sel est le seul qui produise ce chiffre considérable d'acide urique. Après, comme avant, il se maintient à un chiffre stationnaire.

Les chlorures sont augmentés. Il en est de même de l'acide phosphorique total (8,8 %), bien que le rapport de l'acide phosphorique à l'azote total soit diminué de 2,3 %. L'augmentation de l'acide phosphorique prouve que la nutrition totale est accrue. La diminution, par rapport à l'azote total, tient à ce que les tissus riches en azote et en phosphore (globules rouges, centres nerveux) ou simplement en phosphore (système osseux) subissent une destruction moins active que les tissus azotés ordinaires.

Ce bain augmente de 25 % la quantité d'urine, en augmentant la tension artérielle ou la sécrétion rénale.

Le *bain entier*, bain pur sel (25 % de sels) a une

action mixte, procédant des effets du bain au quart et du bain à moitié.

Il modifie peu la quantité d'urine (4,6 %). Les échanges généraux, en bloc, sont augmentés : surtout les matières organiques et particulièrement les matières albuminoïdes (16,5 %). Le coefficient d'oxydation azotée augmente de 2,3 % ; les produits azotés imparfaitement oxydés, diminuent de 3,3 % ; l'acide urique de 0,5 %, ce qui est peu, d'une façon absolue, mais énorme relativement à l'augmentation de 38,7 % produite par le bain demi-sel. — L'acide phosphorique total augmente de 8,8 %. Le rapport de l'acide phosphorique à l'azote total diminue de 6,4 %, ce qui correspond à une diminution dans la désintégration des organes riches en phosphore (os) ou en phosphore et azote (système nerveux, globules rouges). Le bain demi-sel produit les mêmes effets, mais moins accusés.

c) *Après la période balnéaire* (action secondaire de la balnéation chlorurée sodique), la quantité d'urine revient à la normale. Les échanges continuent à augmenter, en bloc ; surtout les échanges organiques, mais les inorganiques aussi. De même, les échanges azotés, puisque l'azote total s'accroît. Les oxydations se font mieux que pendant les bains ; les matières extractives subissent

Action Physiologique du Bain salé

AU QUART	A MOITIÉ	ENTIER	APRÈS LA CURE
Quantité d'urine —	+	?	Revient à normale.
Matériaux en bloc 0	+	+ +	+ + +
» Organiques. — a. azotés + b. non azotés —	+ + +	+ + + +	+ + + + +
» Inorganiques +	+ +	+ + +	+ + +
Urée + et Azote total + d'où (échanges azotés accrus).	+ + + + donc échanges azotés accrus.	+ + + + + + donc échanges azotés accrus.	+ + + + + + + + échanges azotés accrus.
Acide urique — . — et Extractions azotés —. — ce qui prouve que l'oxydation est plus complète). Coefficient oxyd. azotée + élevé.	+ + Malgré cela oxydation un peu + complète : coeff. oxyd. azotée + élevé.	— — C'est à dire oxydation + complète — Le coefficient d'oxyd. est + élevé.	+ — . — . — Oxydation + complète, malgré le petit taux d'acide urique —
Acide phosphorique + et Rapport de Phosph. à Az. total + = Desassimilation + marquée des organes riches en phosphore : cerv. : os.	+ + + — = Desassimilation moins marquée des organes riches en phosphore (os,) ou phosph. et azote (cerv. : os.	+ + — . — = Désintégration moins marquée des organes riches en phosphore ou phosph. et azote (cerv.: os).	+ + + + + + = Desassimilation des organes riches en phosph. et en phosph. et azote, reprend son taux habituel.
Chlorures. + + +	+ +	+	+ + + +

Chaque bain possède donc une sorte de spécifité d'action étroitement liée à sa concentration.

une diminution de 7, 5 %; mais l'acide urique s'élève de 2, 8 %. L'acide phosphorique augmente de 20 %, ce qui démontre la suractivité nutritive; mais comme le rapport de l'acide à l'azote total augmente de 2, 3 %, il s'ensuit que la désassimilation des organes riches en phosphore ou en phosphore et en azote, reprend son taux habituel. Les chlorures augmentent de 19,3 %, ce qui prouve bien que la peau ne les absorbe pas dans le bain.

Donc, bien que l'observation ait été courte on peut conclure :

1° que l'impulsion donnée aux échanges azotés, aux oxydations des produits de la désassimilation des matières albuminoïdes, s'accentue encore après la cessation du traitement. Les produits d'une élimination difficile, et d'une toxicité reconnue, continuent donc à diminuer ;

2° L'acide urique seul subit une très légère élévation.

3° La diminution provoquée par les bains pur sel et demi-sel dans les tissus riches en phosphore ou en phosphore et azote, ne survit pas aux bains.

4° L'augmentation des chlorures après la cessation des bains, corrobore l'opinion de la non absorption des principes salins par la peau.

Nous avons essayé de résumer dans le tableau schématique qui précède, l'action de chacun des bains au quart, à moitié, entier. Les signes + et — ont ici leur signification habituelle. La répétition de ces signes, un plus ou moins grand nombre de fois, est destinée à indiquer quel est celui des bains qui détermine la plus grande augmentation ou la plus grande diminution.

2. Douche. — Les effets de la douche salée, et nous envisageons ici surtout la douche chaude, sont ceux de la douche en général. Elle est éminemment stimulante, et sert à développer un surcroit d'activité circulatoire et nerveuse, d'autant plus marqué que la douche est prisée à une température plus élevée, avec une force de projection plus grande. A ce point de vue, nous ferons toutefois une remarque, c'est que si la *qualité* de l'eau est, en général, peu importante, il n'en est pas de même à Salies, où nous devons tenir grand compte de la densité considérable de notre eau. Aussi est-il inutile, et serait-il souvent dangereux de recourir à de trop fortes pressions, sauf pour certaines douches locales, où l'on cherche à obtenir un effet percutant, à produire une sorte de massage de la région douchée.

3. Eau-mère. — *Mélangée au bain* en proportion variable (10, 20, 30 litres ou plus) l'eau-mère de Salies a des effets physiologiques que nous ne connaisson guère, mais qui se traduisent cliniquement par une action sédative des plus remarquables. Aussi l'emploie-t-on de préférence chez les nerveux, chez les agités, non point pour saler le bain, mais à titre de correctif de la médication chlorurée sodique, dans ce qu'elle pourrait avoir de trop excitant.

Localement, et, employée *à froid*, elle détermine *sur la peau intacte*, un abaissement de température de la région où elle est appliquée, suivi bientôt d'une forte chaleur, avec hyperthermie par suractivité des capillaires superficiels ; *à chaud*, une rougeur vive de la peau, d'autant plus marquée que la température est plus élevée (compresses échauffantes des Allemands). Au bout d'un certain temps, et après un certain nombre d'applications, la peau devient très sèche, et on voit souvent se produire des papulo-pustules d'acné, de l'érythème, etc..; sur *la peau dépourvue de son épiderme,* sur une plaie, elle déterminés de violents phénomène d'irritation (action substitutive).

V

ACTION THÉRAPEUTIQUE

De l'action physiologique des eaux de Salies découle leur action thérapeutique. Ces eaux sont : 1° *Altérantes*, c'est-à-dire capables, par le fait même de l'activité particulière imprimée à la circulation, au système nerveux, à l'assimilation et à la désassimilation, de changer la manière d'être de l'organisme, « en s'adressant aux phénomènes intimes de la nutrition ; opérant profondément silencieusement, sans provoquer de secousses. » (DURAND FARDEL, *Cours de l'Ecole Pratique*, 1884). C'est à ce titre qu'elles sont, comme nous le verrons plus loin, si puissantes chez les lymphatiques, et chez les scrofulo-tuberculeux.

2° *Résolutives*, et d'une façon très remarquable. Elles ont, en effet, tout ce qu'il faut pour cela, car ce sont des eaux très fortement minéralisées. La résolution s'obtient de deux façons : *directe*, elle résulte de l'activité imprimée à la circulation locale ; *indirecte*, elle résulte de l'activité imprimée à la circulation générale et à toutes les fonctions. Celles-ci, en s'exagérant, permettent la résorption des produits morbides.

Ces deux actions, altérante et résolutive, auxquelles on pourrait ajouter l'action *emménagogue, régulatrice des fonctions menstruelles*, caractérisent les eaux clorurées sodiques fortes en général, et celles de Salies en particulier, car nulle part, elles ne sont aussi marquées que dans notre station, en raison même de la minéralisation exceptionnelle de nos eaux. Mais, de plus, celles-ci sont :

3° *Toni-reconstituantes* au premier chef, et si c'est là une action qu'on a à obtenir auprès de toute eau minérale, employée d'une certaine façon, il faut reconnaitre qu'elle est ici beaucoup plus marquée que partout ailleurs. Aussi Salies produit-il de merveilleux résultats dans une foule d'affections fort dissemblables quant à leur nature même mais reliées par un point commun : l'atonie des tissus ou des organes.

4° *Substitutives*, comme le soufre, ainsi qu'en témoignent les effets produits par nos bains, dans les cas d'endométrite, où elles provoquent fréquemment, un petit retour de l'état subaigu, se traduisant par une augmentation de la leucorrhée.

5° *Sédatives*. Nous plaçons en dernière ligne cet effet de nos eaux, à coup sûr le moins marqué. Que les bains additionnés d'eau mère aient une action sédative, c'est incontestable. Ils calment la sensibilité exagérée, ils modèrent l'excitation du système nerveux. Mais les bains salés, sans eau mère, s'ils déterminent une sédation, ne le font, croyons nous, que d'une façon tout-à-fait indirecte, et par suite de leur action tonique.

Est-il besoin d'ajouter que ces divers effets thérapeutiques sont plus ou moins marqués, et se combinent ou s'associent chez les différents sujets. ? Il arrive donc qu'en général, lorsque nos eaux sont indiquées dans telle ou telle affection, elles le sont à plusieurs titres. Toutefois, c'est plutôt telle ou telle action qu'on cherche à obtenir : par exemple, l'action toni-reconstituante dans l'anémie ; l'action altérante dans la scrofulo-tuberculose ; l'action résolutive dans les engorgements ganglionnaires et les tumeurs blanches ; l'action substitutive dans les vieilles fistules osseuses.

Deuxième Partie

INDICATIONS THÉRAPEUTIQUES

I

TEMPÉRAMENT LYMPHATIQUE

DIATHÈSE SCROFULEUSE

Lorsque, par le fait de certaines circonstances particulières, la croissance ne s'accomplit pas dans les conditions physiologiques, on voit survenir chez l'enfant une série de troubles morbides, dont le *lymphatisme* constitue le premier degré, et la *scrofule* le second.

Le *lymphatisme* caractérise un *tempérament* spécial, donne lieu à une activité nutritive et fonctionnelle spéciales. La *scrofule* est une *diathèse*, et chez l'individu en puissance de diathèse, les mutations nutritives subissent de telles variations d'intensité ou s'accomplissent d'une façon si anormale, qu'il est presque fatalement condamné à certaines maladies spéciales, à un certain âge de la vie; et que toutes les maladies, même accidentelles, qu'il aura, seront empreintes d'un cachet spécial (Le Gendre, *Traité de médecine*, Tome I, art. « troubles de la nutrition »).

Mais il est bien difficile de savoir à quel moment finit le lymphatisme, où commence la scrofule; à quel moment l'individu cesse d'être lymphatique pour devenir scrofuleux. Et cependant, ce moment serait bien important à connaitre, car c'est alors surtout que la médecine thermale, appliquée à propos, a une grande puissance.

Lymphatisme et scrofule relèvent de la même *étiologie*. L'hérédité directe ou détournée; une hygiène mauvaise; les troubles gastro-intestinaux de la première enfance; l'habitation dans les lieux humides, mal aérés, privés de lumière : voilà leurs causes. A un premier degré, c'est le lymphatisme qui est crée; un degré de plus, c'est la diathèse scrofuleuse. Ce qui caractérise celle-ci, depuis que le domaine de la scrofule a été singulièrement retréci, depuis qu'on a restitué à la turberculose, à la syphilis, au parasitisme, ce qui leur appartenait, c'est (Le Gendre, *loc. cit...*) une disposition durable qui rend plus facile et plus fréquent, sous l'influence de causes banales, le développement chez certains enfants, de maladies fluxionnaires, hypérémiques, catarrhales, inflammatoires de la peau, de la muqueuse nasale, oculaire, pharyngée, bronchique ; de l'amygdale. De là, la fréquence des *coryzas, rhinites, blepharo-conjontivites, laryngites*, etc... chez les scrofuleux, d'autant plus facilement contractées que les sueurs, d'ordinaire très abondantes chez eux, les exposent aux refroidissements.

Ces maladies, par leur répétition, leur tendance à la chronicité, engendrent l'habitus et le facies spécial du petit scrofuleux, de cet enfant à la face pâle et bouffie, à la peau fine et sensible, à la lèvre supérieure épaissie, au nez gros et étalé, à la bouche entr'ouverte, aux chairs molles, dont le portrait, tant de fois décrit, est parfaitement connu de tous les praticiens.

Tout accuse, chez lui, une gêne considérable de la circulation lymphatique. Beneke a montré que les os des scrofuleux contenaient plus d'eau, mais moins de sels calcaires, d'azote et de graisse, que ceux des autres sujets. Leur nutrition est ralentie. De plus, fait important, au point de vue clinique, les manifestations catarrhales dont nous parlions tout à l'heure, se résolvent imparfaitement et retentissent sur le système ganglionnaire. Elles fournissent, en effet, de nombreuses portes d'entrée aux agents infectieux dont l'apport sinon incessant, au moins fréquemment renouvelé, finit par déterminer l'inflammation chronique des ganglions. C'est ainsi que, sans parler des adénites tuberculeuses, on voit se développer des *adénites chroniques simples*, si souvent observées au cou, et caractérisées par le volume ordinairement restreint des ganglions, leur indolence, et les poussées aiguës dont elles sont parfois l'objet, auquel cas elles deviennent sensibles. C'est là un bon terrain préparé à l'évolution de la tuberculose.

Contre ces deux états morbides, Salies agit merveilleusement à titre de médication à la fois altérante, tonique, résolutive. Nos eaux, en raison même de leur riche minéralisation, modifient profondément cette manière d'être de l'organisme propre aux lymphatiques et aux scrofuleux, et le taux nutritif des sujets en puissance de l'un ou l'autre de ces états morbides.

L'action tonique s'exerce ici, avec plein succès, contre l'anémie, l'atonie des tissus et des divers systèmes, chez les jeunes femmes et les enfants délicats qui présentent un défaut d'énergie fonctionnelle du cerveau (paresse intellectuelle) ou du système nerveux (fatigue rapide, apathie) (Foix).

L'action résolutive triomphe des engorgements ganglionnaires et des adénites chroniques. Par les bains, les compresses, on obtient presque toujours une grande diminution de volume des adénopathies, et souvent leur disparition, à la condition de faire plusieurs saisons consécutives.

Nous devons parler ici de l'*adénopathie tracheo-bronchique*. A côté de la forme grave, tuberculeuse, de cette affection, il existe une forme relativement benigne, sur laquelle J. Simon a beaucoup insisté dans ses cliniques, qui reconnait pour cause l'hypertrophie ganglionnaire simple, et survient chez les lymphatiques, à la suite de la rougeole, de la coqueluche, ou dans le cours de la bronchite chronique. C'est contre celle-ci, beaucoup plus que contre l'adénopathie, tuberculeuse, que nous avons vu les bons effets de nos eaux. Ceux-ci s'accusent par une atténuation marquée ou même une disparition complète de la toux coqueluchoïde, de la dyspnée, la réapparition du murmure vesiculaire en certains points où il avait presque complètement disparu. Les enfants, après leur saison, passent de meilleurs hivers, ont une susceptibilité des voies respiratoires beaucoup moins marquée, et subissent beaucoup moins l'influence des variations hygrométriques ou barométriques. Ce sont là résultats importants, car les adénopathies simples constituent souvent la période initiale de la tuberculose ganglionnaire. Ces effets favorables sont dus à l'action tonique et résolutive de nos eaux. Si quelque chose gène un peu dans l'application du traitement, c'est l'irritabilité nerveuse qui souvent existe chez les petits malades, mais, grâce à l'adjonction des eaux-mères au bain salé, il est exceptionnel que le traitement ne puisse être suivi.

II

RACHITISME

Si, de tout temps, les médecins ont préconisé les bains salés contre le rachitisme, nous ajouterons tout de suite que Salies produit, dans le traitement de cette redoutable affection, des effets véritablement merveilleux.

Bouchard définit le rachitisme « une anomalie de la nutrition de l'enfant qui produit un accroissement excessif des tissus d'ossification, avec une calcification insuffisante de ces tissus, et qui a pour conséquence des déformations, passagères ou durables, des diverses parties du corps. »

Pour lui et pour ses élèves, la cause réelle du rachitisme réside dans une insuffisance de la chaux et des phosphates alimentaires, ou dans une mauvaise élaboration de ce phosphate de chaux qui n'est pas absorbé, ou qui, absorbé, ne peut plus se fixer sur les éléments anatomiques.

Pour d'autres, le rachitisme est une auto-intoxication. Comby, ayant constaté la fréquence de la dilatation de l'estomac chez les enfants, fait du rachitisme une auto-intoxication due à l'ectasie gastrique. D'après Kassowitz, le défaut de calcification des tissus osseux, tient à une exagération de l'activité circulatoire, de l'hypérémie physiologique qui existe déjà du côté des extrémités osseuses en voie d'accroissement.

Pour Parrot, il s'agit d'une manifestation de la syphilis héréditaire, dont le rachitisme constitue la dernière étape (Congrès de Londres, 1881). Cette théorie, vivement combattue par la plupart des médecins, a été défendue par Gibert, du Havre, dans un mémoire paru en 1888.

Notre excellent maître, le Professeur Fournier, (*Syphilis héréditaire-tardive*, 1886) trouve la théorie de Parrot trop absolue. Pour lui, la syphilis qui engendre souvent autre chose que de la syphilis fait du rachitisme, comme, dans certains cas, elle fait du tubercule. Le rachitisme n'est alors qu'une conséquence banale de l'influence dyscrasique exercée par la syphilis sur l'ensemble de l'organisme, et en particulier sur le système osseux.

Quoi qu'il en soit de ces diverses théories, il est un fait acquis, c'est que ce qui caractérise les os rachitiques, c'est la raréfaction de leur tissu compact ou de leur tissu spongieux, leur excessive vascularisation, la formation du tissu spongioïde au niveau des épiphyses, du tissu ostéoïde au niveau de la diaphyse. Quand la guérison survient, on voit le tissu spongioïde perdre ses vaisseaux, devenir plus blanc, se résorber et se détruire. (A. Pollosson, de Lyon) ; le tissu ostéoïde se transforme en tissu osseux.

Chimiquement, les os rachitiques sont très pauvres en sels calcaires (20 °/₀ au lieu de 63 °/₀) et très riches en eau, en graisse, et en acide carbonique (Friedleben). Or, A. Robin l'a prouvé, la balnéation chlorurée sodique — surtout les bains pur sel — diminue la désintégration des organes riches en phosphore. De plus, en augmentant le coefficient d'oxydation, en diminuant l'azote incomplètement oxydé des matières extractives azotées, elle remédie avantageusement aux intoxications d'origine gastro-intestinale. A ce double titre, son emploi devait être suivi de succès dans le traitement du rachitisme, et il est de fait que les eaux de Salies réussissent merveilleusement chez les petits rachitiques.

A la période de début, quand les troubles digestifs sont très marqués, les vomissements fréquents, quand la diarrhée, presque continuelle, donne lieu à des selles très acides, lientériques, lorsque, surtout, il y a de la fièvre, nos eaux sont formellement contrindiquées; mais, plus tard, à la période d'état, elles sont au contraire absolument indiquées. Nous n'avons jamais vu, comme le Dr Foix, les courbures diminuer après le 3e ou le 4e bain, mais, ce que nous avons observé bien souvent, ce sont des enfants ne voulant et ne pouvant pas, à leur arrivée, se tenir sur leurs jambes, ayant une antipathie extrême pour tout mouvement, commencer à marcher au bout de 10, 12, 14 bains salés, retrouver la gaîté et l'entrain, avoir meilleur appétit. Les os de ces mêmes enfants deviennent plus résistants, se redressent, et cela d'autant plus vite que la maladie est plus récente. Les courbures des os autres que les os des membres sont les plus rebelles.

Le travail de la dentition, généralement très retardé, subit, sous l'influence de la médication salée, une accélération rapide.

Les bains sont généralement bien supportés ; aussi peut-on arriver vite aux bains entiers. Ce sont eux qui donnent les meilleurs résultats : c'est là un fait bien établi par plusieurs de nos confrères, en particulier par Marsoo. Or, A. Robin a montré que, de tous les bains, le bain pur sel est celui qui diminue le plus la désassimilation en phosphore, et augmente le plus les oxydations.

III

DEVIATIONS DE LA COLONNE VERTÉBRALE

A côté du rachitisme, il importe de signaler comme très favorablement modifiées par nos eaux, certaines déviations de la colonne vertébrale; nous entendons par là des déviations *primitives*, survenues en dehors de toute altération du rachis.

Salies donne de très bons résultats dans la *cyphose* des tout jeunes enfants, habituellement des rachitiques, quand ils sont cyphotiques. On les voit, au bout de quelques bains, se tenir plus droits, se redresser. Dans celle des adolescents, chez ces jeunes sujets au dos rond, prématurément voûtés, nos eaux ont une influence favorable, mais moins marquée.

Elles sont très utiles dans les cas de *scoliose*, si fréquents chez les adolescents, chez les jeunes filles en particulier, à la suite d'attitudes vicieuses, et de croissance trop rapide, et si souvent héréditaires. Salies, par son action reconstituante, combat la chlorose et l'anémie des scoliotiques, tonifie vigoureusement ces malades que le moindre travail, la moindre marche fatigue, et ce résultat est important dans une affection qui s'aggrave souvent, en raison directe de la faiblesse du malade. Il agit donc ici comme les modificateurs généraux. Mais l'action des douches locales est aussi très précieuse. Les déformations de la région dorsale supérieure sont celles qui guérissent le mieux ou sont le mieux amendées par le traitement. Celles de la région dorso-lombaire sont beaucoup plus tenaces (Foix). En réalité, c'est surtout lorsqu'il s'agit d'une simple flexion latérale du rachis, se réduisant aisément par un léger effort du malade, ou une légère pression (Kirmisson), que nous obtenons de bons résultats, et que nous avons pu voir diminuer et même disparaître des scolioses. Lorsqu'il existe une gibbosité, Salies atténue les déformations, enraye la marche de la maladie. Il ne faut pas lui demander davantage. Plusieurs cures successives sont de rigueur, car la scoliose, une fois créée, peut progresser tant que le développement du squelette n'est pas complet.

IV

TUBERCULOSE

I. Tuberculose osseuse.

Signalée par Delpech, de Montpellier, par Serres, et par Nichet, de Lyon, admirablement décrite par Nélaton, la tuberculose osseuse n'a été réellement admise sans conteste, que grâce aux expérimentateurs modernes. Parmi les travaux contemporains, ceux de notre excellent maître le Professeur Lannelongue, la thèse de Ch. Nelaton ont une importance particulière.

Le premier, de Laroque, en 1864, a vanté les bons effets de Salies dans les « caries osseuses » qui depuis lors, après de nombreuses et mémorables discussions, ont été rangées dans la tuberculose des os. Nous obtenons, en effet, de très bons résultats, surtout dans la tuberculose des os longs, en particulier ceux de la main et du pied ; ils sont plus lents à se produire dans celle des os plats et des os courts. A la première période, lorsqu'il n'y a encore que de la douleur et du gonflement, les résultats favorables se traduisent par une diminution de la sensibilité à la pression, de l'épaisissement du périoste et de la couche osseuse sous-jacente : l'os malade est moins volumineux. Si l'abcès est formé, mais non ouvert, on observe assez souvent une résorption, pourvu que les parties molles qui le recouvrent ne soient pas trop enflammées. On voit alors le tuberculome durcir et devenir plus petit. Souvent, au contraire, les bains déterminent une inflammation plus ou moins vive, et l'abcès s'ouvre si on n'intervient pas. Mieux vaut ne pas attendre l'ouverture spontanée. Le contact de l'eau salée détermine alors une réaction locale, évidemment variable avec le degré de densité du bain, mais beaucoup moins intense qu'on ne pourrait le croire. Si la lésion osseuse de laquelle émane l'abcès est superficielle, très souvent elle s'élimine avec la suppuration, devenue plus abondante. Si elle est profonde, généralement l'abcès, après avoir suppuré un certain temps, se tarit incomplètement, et aboutit à la production d'une fistule. Le trajet fistuleux est-il entretenu par un sequestre volumineux, la guérison ne s'obtient qu'au prix d'une intervention chirurgicale. Si, au contraire, le séquestre est petit, assez superficiellement placé, il finit par être éliminé sous forme de petites parcelles osseuses qui demandent à être recherchées avec soin dans les pièces du pansement, pour être constatées.

Les changements survenus dans l'état général priment l'amélioration locale, et se traduisent par une augmentation de poids, un meilleur fonctionnement des voies digestives, etc...

Ajoutons que ces résultats favorables ne sont malheureusement pas constants ; on a d'autant plus de chance de les obtenir que le sujet est plus jeune, que le tissu osseux a plus de vitalité, qu'il s'agit de malades lymphatiques, anémiés. Les insuccès, relatifs ou absolus, nous les avons presque toujours constatés chez des malades âgés, ou encore chez des arthritiques rhumatisants. Marsoo avait déjà signalé le fait à propos des ostéo-arthrites tuberculeuses. Ces malades-là, d'ailleurs, ont besoin d'être traités avec plus de ménagements. Les bains et les douches de robinets qui constituent la base du traitement des tuberculoses osseuses, déterminent souvent chez eux des poussées, et il importe de surveiller la médication d'une façon tout à fait particulière.

II. Tuberculose vertébrale.

Nous avons, chaque année, l'occasion de soigner à Salies, de nombreux cas de cette redoutable affection, si bien étudiée et décrite par notre maître le Professeur Lannelongue. Dans tous, nous avons obtenu une amélioration plus ou moins grande, mais constante, de l'état général.

Localement, nos eaux n'ont aucune action sur la gibbosité ; mais, les abcès par congestion subissent d'habitude un retrait assez marqué, qui va de pair avec leur durcissement. Foix avait coutume de les ouvrir, par simple incision, et n'avait jamais observé, disait-il, le moindre accident. Personnellement, nous n'avons jamais eu à intervenir chez nos malades en traitement. Toutefois, nous n'oserions pas trop recommander cette manière de procéder, surtout quand il s'agit d'abcès volumineux. Sous l'influence des bains, les troubles de la motilité, dans certains cas, s'atténuent : ces cas favorables s'observent, sans doute, lorsque ces troubles sont en rapport avec une compression quelconque. Il en est de même des troubles de la sensibilité, et nous avons pu observer un malade qui, venu à Salies pour un mal de Pott lombaire, avec d'atroces douleurs en ceinture, éprouva un soulagement considérable au bout d'une dizaine de bains. Nous ne l'avons point revu, et nous ignorons si les souffrances si vives se sont ou ne se sont pas reproduites, mais le résultat immédiat avait été excellent.

L'action définitive de nos bains est ici particulièrement difficile à juger, étant donné que la tuberculose vertébrale est une affection dont la durée se chiffre par des années ; mais, ce que nous croyons fermement, c'est que Salies constitue un adjuvant précieux des autres traitements, en particulier de l'immobilisation, qu'il relève l'état général, et que, dans les maux de Pott au début, il favorise la guérison sans déformation.

III. Ostéo-arthrites tuberculeuses

Parmi les ostéo-arthrites tuberculeuses, la coxalgie mérite une mention toute spéciale, et sera décrite à part. Nous ne parlerons ici que des autres tumeurs blanches : du genou, du coude, du poignet ; mais, ce que nous avons déjà dit des tuberculoses osseuses, ce que nous dirons plus tard des synovites fongueuses, nous dispensera d'entrer dans de longs détails. Il y a, en effet, ici, deux choses à envisager : les lésions des os ; les lésions de la synoviale. Or, le professeur Lannelongue l'a démontré, au début il s'agit presque toujours d'une *osteite tuberculeuse :* la jointure ne se prend que secondairement.

Dans les arthrites fongueuses *subaigues* avec élévation de la température vespérale, laquelle indique presque toujours la formation du pus au sein de l'article, Foix recommande de combattre les accidents inflammatoires par les révulsifs, avant de commencer le traitement. Nous croyons plus sage encore de s'abstenir complètement, et d'attendre, pour traiter une tumeur blanche par les eaux salées, que depuis longtemps le sujet n'ait plus de fièvre.

Dans les ostéo-arthrites *chroniques*, sans exacerbations fréquentes, il faut distinguer les cas où il y a du pus, de ceux où il n'y en a pas.

Dans les arthrites fongueuses *non suppurées*, de moyenne intensité, avec épaississement de la synoviale, surtout accusé au niveau des culs de sac, empâtement marqué des parties molles, quelquefois une légère hydarthrose, ou, au contraire des craquements assez forts, pénibles et surtout effrayants pour les malades ; dans ces arthrites où les malades souffrent peu, éprouvent surtout une grande pesanteur du membre, Salies convient à merveille. Il favorise la résorption des fongosités, leur transformation fibreuse, et peut, en produisant un remontement parallèle de l'état général, aboutir à une guérison absolue.

À un degré de plus, lorsque l'articulation très déformée est remplie de fongosités, que les mouvements sont très gênés, qu'il existe des douleurs assez vives, la guérison est encore possible, quoique beaucoup plus lente à se montrer. C'est ici qu'il importe d'user de bains très mitigés, de façon à ne pas provoquer de poussées aigües qui améneraient fatalement la suppuration, si elle n'existe déjà.

Dans les tumeurs blanches *suppurées*, il faut respecter les collections peu volumineuses. Elles peuvent se résorber (Foix). Il faut ouvrir, par une *petite* incision, les gros abcès. L'entrée de l'eau salée dans la cavité augmente la quantité du pus, et souvent est suivie d'une réaction assez violente pour nécessiter une suspension de traitement pendant quelques jours. Au bout d'un temps plus ou moins long, on observe généralement une terminaison par ankylose. Nous avons cependant pu voir un cas très remarquable de tumeur blanche du genou, guérie avec intégrité absolue des mouvements, après évacuation spontanée d'un énorme abcès intra-articulaire. Très souvent aussi, la maladie aboutit à la production de *fistules,* qui finissent par guérir, avec ou sans intervention chirurgicale, avec ou sans ablation de sequestres. Il en est de même chez les malades qui arrivent à Salies, porteurs de tumeurs blanches déjà ouvertes, et déjà fistuleuses. Dans tous ces cas, plusieurs saisons sont nécessaires pour arriver à un bon résultat.

IV. Coxo-tuberculose

Le Professeur Lannelongue, dans son remarquable travail (*Leçons sur la Coxo-tuberculose.* Paris, 1886) a démontré l'origine osseuse de la coxalgie. Il n'est donc pas surprenant que nos eaux, si efficaces dans les tuberculoses osseuses en général, aient produit ici d'excellents résultats. L'expérience l'a prouvé.

A une affection aussi grave, occupant la plus grande articulation, retentissant d'une façon si profonde sur l'organisme, au moins dans la grande majorité des cas, il importe d'opposer, avec les moyens locaux, une médication générale, tonique, capable de mettre l'organisme en état de résister. Les eaux de Salies, si puissamment reconstituantes, répondent très bien à cette indication. Plus l'état général du malade laisse à désirer, plus il est anémié, fatigué, déprimé, plus Salies convient. Le traitement amène, d'une façon à peu près constante, le remontement de l'individu. De l'amélioration générale découle indirectement une grande amélioration locale, qui, du reste, se produit souvent d'emblée.

Dans les coxo-tuberculoses *sans abcès*, au bout d'un certain nombre de bains, la douleur spontanée (abstraction faite des douleurs très vives, paroxystiques, qui ne cèdent qu'à l'extension continue et qui contrindiquent momentanément l'usage des eaux) et la douleur provoquée par la pression aux divers lieux d'élection (aine, trochanter, tête fémorale, etc.,) va en s'atténuant, et parfois même disparait complètement pendant la cure. Parallèlement, la contracture des muscles voisins de l'articulation tend à céder; les mouvements du membre acquièrent un peu plus d'amplitude; les attitudes vicieuses se corrigent, en partie. En examinant fréquemment et avec attention les ganglions inguinaux et les ganglions iliaques, on constate qu'ils diminuent de volume : seules les atrophies musculaires sont peu ou pas modifiées.

Lorsque la coxo-tuberculose s'accompagne d'*abcès*, si ceux-ci n'ont pas encore percé, il n'est pas rare de voir les tuberculômes subir une réduction de volume. Le fait, en lui-même, n'a rien de bien surprenant. Ne voit-on pas, en effet, dans la coxalgie, cette résorption se faire parfois spontanément? Mais, nous avouons n'avoir jamais vu cette résolution s'opérer d'une manière complète, *pendant la cure*. En un mot, nous avons vu des abcès diminuer, nous n'en avons jamais vu disparaître.

Quand il existe des *trajets fistuleux*, le premier effet du traitement est, d'habitude, d'augmenter leur suppuration ; le second, celui de la diminuer. On peut voir ainsi se fermer un ou plusieurs des trajets qui entourent l'article. Nous n'avons jamais constaté l'expulsion de gros sequestres.

Pour avoir de bons résultats, il faut des saisons longues et répétées. C'est chez les jeunes sujets, chez les scrofuleux, c'est-à-dire chez ces enfants fréquemment atteints d'inflammations superficielles des muqueuses, à récidive facile, à retentissement ganglionnaire, que nous obtenons les meilleurs. Parmi les malades atteints de coxo-tuberculose, il en est dont la santé générale se maintient assez bonnes ; d'autres sont profondément minés par leur mal : ce sont ceux-là surtout qu'il faut envoyer à Salies.

V. Synovites tuberculeuses

(Synovites fongueuses)

De nombreux travaux, dont les plus récents remontent à une dizaine d'années, ont définitivement prouvé la nature tuberculeuse des synovites fongueuses. MM. Terrier et Verchère, dans un très intéressant mémoire paru en 1882, ont synthétisé les caractères de cette affection.

Au point de vue de l'action exercée sur elle par nos bains et nos douches salés, il importe de distinguer les synovites ulcérées et celles qui ne le sont pas.

C'est dans ces dernières, quand elle sont primitives, qu'elles se montrent chez des sujets encore indemnes de tuberculose, indépendamment de toute lésion osseuse ou articulaire, que Salies agit le plus favorablement. Le gonflement constaté sur le trajet des tendons, l'empâtement profond, la rénitence particulière du tissu malade diminuent; les fongosités se tassent, et après une ou plusieurs saisons, disparaissent complètement ; les tendons, redevenus libres, recouvrent leur motilité, s'il n'existe pas d'atrophie musculaire trop marquée.

C'est dans ces cas que les douches locales sont très utiles.

Quand il existe des *ulcérations*, lorsque la peau présente de nombreuses crevasses, laissant voir des fongosités, molles, saignant au moindre attouchement, tantôt le contact de l'eau salée modifie heureusement l'état des tissus morbides, favorise l'élimination des parties malades, tantôt, au contraire, les plaies prennent mauvais aspect, la peau qui entoure les cratères devient luisante, des douleurs assez vives se montrent. La première chose à faire, dans des cas semblables, est de conseiller aux malades de prendre leur bain sans immerger la portion du membre, siège de la synovite, ou de la protéger par une bonne couche de pommade isolante contre l'action de l'eau. Mais, même en prenant cette précaution, on sera parfois obligé de renoncer à la médication.

VI. Tuberculose ganglionnaire.

De toutes les tuberculoses, c'est la tuberculose ganglionnaire qu'on observe le plus communément à Salies, et hâtons nous de l'ajouter, c'est celle qu'on y traite avec le plus de succès. Elle constitue, comme dit Marsoo, le triomphe de nos eaux.

Faisons abstraction ici des adénites symptomatiques d'une lésion tuberculeuse de voisinage, et n'envisageons que les *adénites tuberculeuses primitives*.

Au point de vue des effets obtenus, la consistance du ganglion est importante à envisager. Les adénophathies *dures*, roulant sous le doigt, durcissent davantage, se retractent, diminuent de volume, et finissent par disparaître complètement, après plusieurs saisons. Ou bien, après avoir beaucoup diminué, elle restent stationnaires, et persistent à l'état de noyaux durs, indolents, *sclerosés*. La condition essentielle de leur atrophie est donc de ne pas avoir déjà subi la transformation fibreuse.

Les ganglions sont-ils *ramollis*, caséeux, ils peuvent encore se résorber, si la peau qui les recouvre n'est pas trop enflammée. Dans le cas contraire, ils s'ouvrent ; mieux vaut prévenir leur ouverture spontanée et souvent disgracieuse, par une petite incision avec un bistouri à lame fine et étroite, qui permettra à l'eau salée de pénétrer dans l'intérieur de la poche, d'en modifier la paroi, et d'activer la détersion de son contenu. Finalement, la cicatrisation survient. Il ne reste qu'une tuméfaction dure, formée par la coque cellulo-fibreuse du ganglion détruit (Foix).

Ces modifications sont faciles à observer dans

les adénites mono-ganglionnaires. Elles se reproduisent également dans les chapelets glanglionnaires ; dans la *polyadénite* des strumeux, ou dans ces gros paquets ganglionnaires,qu'on est fréquemment appelé à observer, notamment dans la région cervicale où le diagnostic avec le lymphadénôme n'est pas toujours aisé. Qu'il s'agisse de polyadénite ou de gros paquets ganglionnaires, le premier effet de la médication par les bains, par les douches locales filiformes, est de dissocier les glions accolés, de produire la fonte du tissu intermédiaire aux divers ganglions (périadénite tuberculeuse).

Quand il s'agit de vieilles masses ganglionnaires caseifiées, ulcérées, s'éliminant d'une façon intermittente par des vieilles fistules qui tantôt s'ouvrent, tantôt se ferment, le traitement a d'ordinaire pour résultat, d'augmenter la suppuration et de faciliter ainsi l'élimination des parties malades ; mais souvent, pour obtenir une cicatrisation définitive, il est indispensable de procéder à la décortication des parois et au grattage de ces vieux abcès.

En résumé, les résultats obtenus avec nos eaux, dans le traitement des tuberculoses ganglionnaires, sont très bons. Nous ajouterons, en terminant ce chapitre, que les malades doivent compter sur des saisons longues et souvent répétées ; et cela, au double point de vue curatif et prophylactique, car, dans cette affection, les récidives sont fréquentes et causées par un état général défectueux qu'il importe de modifier.

VII. Tuberculose testiculaire.

« Affection à marche chronique, caractérisée par des productions tuberculeuses qui se déposent le plus souvent dans l'épididyme, mais qui peuvent envahir d'emblée ou successivement la glande toute entière. Celle-ci devient alors dure, bosselée, irrégulière, puis, sous l'influence de poussées aigües ou subaiguës, elle se ramollit en certains points qui adhèrent à la peau, s'ouvrent et laissent après eux des fistules intarissables. Lorsque l'affection débute par les symptômes d'une orchite franche — ces cas existent et sont moins fréquents — on dit qu'il y a orchite tuberculeuse. » Telle est la définition due à Reclus, qui résume, d'une façon complète, l'histoire de la maladie. C'est surtout à ses travaux et à ceux de Malassez que nous devons l'unité pathologique de la tuberculose testiculaire.

L'*état général* des sujets en puissance de cette

terrible maladie, n'est pas toujours proportionnel à l'état local, ainsi que le font remarquer TERRILLON et MONOD (*Tuberculose du testicule et de ses annexes*, Paris, 1889). Beaucoup, malgré leur lésion génitale, ont une superbe apparence de santé, bien que présentant les attributs du tempérament dit scrofuleux. D'autres, au contraire, sont porteurs, en plusieurs points, d'accidents de même nature, tuberculeuse. A ceux-là, plus encore qu'aux premiers, Salies convient, car ils sont plus profondément atteints, et la multiplicité des lésions peut contrindiquer toute intervention chirurgicale.

Localement, les eaux ont un bon effet. Foix, dans son travail de 1889, pose en principe que toute masse tuberculeuse épididymaire non *ramollie* se résout. Cette affirmation est, peut-être, un peu exagérée. Assurément, la chose est possible; nous l'avons observée ; mais, la « restitutio ad integrum » est rare. Ce qu'il est de règle d'observer, en pareil cas, c'est la diminution de volume des bosselures, leur rétraction, leur durcissement plus marqué sous l'action des bains. Salies favorise beaucoup, croyons-nous, la transformation fibreuse, conjonctive, des dépôts tuberculeux ; mais, avant de subir ces modifications, les bosselures deviennent plus apparentes, le tissu périglandulaire, épaissi, chroniquement enflammé, disparaît.

Les bosselures *ramollies* se comportent comme les adénites bacillaires : une partie de leur contenu se résout ; une partie suppure, et se vide à travers le scrotum. L'écoulement, au bout d'un temps plus ou moins long, aboutit soit à la cicatrisation, soit à la production d'une *fistule.* Celles-ci guérissent souvent, sans qu'il soit besoin d'intervention chirurgicale. Il en est qui, s'étant détergées de leur matière caséeuse, tapissées seulement de vieilles fongosités, n'ont aucune tendance à la guérison. Les eaux de Salies les modifient très favorablement, et agissant là comme les injections irritantes, elles amènent leur cicatrisation.

Les lésions prostatiques nous ont paru plus rebelles au traitement. Elles subissent bien une évolution parallèle à celle des lésions glandulaires, mais cette évolution est beaucoup plus lente.

VIII. Tuberculose péritonéale.

Nous avons eu à soigner trois cas de *tuberculose peritonéale.* Chez ces malades très anémiés, très débilités, nous avons toujours obtenu une amélioration considérable de l'état général. Localement, dans un cas, l'état est demeuré stationnaire ; dans les deux autres, le traitement a amené une diminution notable des plaques d'induration, une souplesse plus grande du ventre, en un mot, une amélioration incontestable. L'un de ces malades a fait une deuxième cure : les résultats favorables ne s'étaient pas démentis.

Dans le traitement de cette affection, il importe d'aller très prudemment, d'éviter la diarrhée, de commencer par des bains très mitigés, et d'employer progressivement des bains plus concentrés, au fur et à mesure de l'augmentation des urines (Foix).

IX. Tuberculoses cutanées.

(*Lupus ; Gommes*).

Nous avons traité à Salies, trois cas de *lupus* de la joue. La médication a produit, chez ces trois malades, un remontement très marqué de l'organisme ; elle constitue donc un adjuvant puissant des autres méthodes thérapeutiques chez les sujets qui ont besoin d'être vigoureusement tonifiées. Elle prépare les malades à une intervention active ; elle confirme une guérison obtenue (Marsoo). Nous ne croyons pas qu'il soit possible de lui demander davantage.

Nous n'avons eu l'occasion de soigner qu'un nombre restreint de gommes tuberculeuses, ou mieux, de *gommes scrofulo-tuberculeuses*. (E. Besnier, Article du Dict. Encycl. 1883). Les unes, à la période de crudité, étaient formées par de petites nodosités dures, adhérant légèrement à la peau, présentant à leur niveau une coloration rouge violacée, livide. Il est rare que nous n'ayons pas obtenu une résolution *partielle* des tumeurs. Nous avons gardé souvenir, notamment, d'une jeune femme d'une santé générale d'ailleurs excellente, qui portait aux joues, sur les bras, sur les seins, de nombreuses petites gommes, variant du volume d'un pois à celui d'une noisette. Cette malade avait été traitée comme syphilitique. Notre maître le Professeur Fournier redressa le diagnostic et nous envoya la malade. Deux saisons l'ont à peu près complètement guérie.

Dans des cas semblables, il est souvent indiqué de n'employer que les bains, de s'abstenir de tout moyen local, pour ne pas s'exposer à produire la *suppuration* et l'*ulcération* de la tumeur.

Lorsque celles-ci existent, nos eaux activent généralement la guérison, en détergeant la cavité de l'abcès dermique et en favorisant la cicatrisation.

V

MALADIES DES FEMMES

I. Troubles de la menstruation.

Nos eaux, avons-nous dit, sont éminemment *toniques* ; de plus, elles sont *emménagogues*. A ce double titre, on les utilise dans certains cas d'aménorrhée, de ménorrhagies, de dysménorrhée, chez les jeunes filles ou les jeunes femmes.

Tous ces troubles morbides, bien souvent se produisent en l'absence de lésion locale utérine ou ovarienne, et ne relèvent que d'un état général défectueux. La chloro-anémie, les perturbations profondes apportées dans le bon fonctionnement du système nerveux, par une cause émotive quelconque (chagrin, frayeur), par un refroidissement brusque ; la polysarcie, l'obésité précoce constituent les causes générales, habituelles en pareil cas.

Fréquemment plusieurs de ces causes s'ajoutent les unes aux autres.

L'*aménorrhée* est *absolue* ou *relative*. Les règles sont ou complètement supprimées, ou seulement diminuées. Quelquefois, il ne s'agit que d'un simple retard dans la première apparition des menstrues. Les *hémorrhagies* sont ou des règles très profuses, ou de véritables métrorrhagies : la *dysménorrhée* est plus ou moins marquée, mais généralement les malades souffrent d'autant moins qu'elles perdent davantage. — Dans tous ces états, Salies rend de grands services. Par son action tonique il remontes les malades, et, indirectement corrige les troubles nerveux. Ceux-ci constitueraient souvent un véritable obstacle à l'emploi des bains salés, mais, grâce à l'eau-mère, il est exceptionnel qu'on ne puisse pas traiter les malades. Une amélioration considérable est de règle après une première saison. Souvent même, dans le cas d'aménorrhée, on assiste à un *retour des menstrues* pendant la cure.

II. Métrites.

Il est reconnu aujourd'hui que la plupart des métrites, sinon toutes, sont d'origine infectieuse, microbienne ; mais, à côté de cette question de « graine » il existe une question de « terrain » très importante à considérer, car elle joue un grand rôle, et sert à expliquer, sinon la production de la maladie, au moins la persistance des inflammations locales, et l'insuccès relatif ou absolu des interventions opératoires. Parmi les causes qui favorisent la chronicité de l'*endométrite*, la chloro-anémie, le lymphatisme, la scrofule, tout ce qui affaiblit l'organisme et le rend plus vulnérable, nous intéressent particulièrement. Ces causes impriment à la maladie un cachet et des allures spéciales, et s'il est exagéré de décrire, comme l'a fait Martineau, une métrite constitutionnelle et une autre qui ne l'est pas, il n'en est pas moins vrai que chaque diathèse donne aux lésions inflammatoires de l'utérus, une physionomie un peu spéciale, et modifie leur évolution.

Formellement contrindiqué dans les métrites aigües, sans action favorable dans les métrites avec douleurs vives, s'exacerbant sous la moindre influence, et avec poussées congestives faciles, Salies réussit au contraire très bien dans l'endométrite hémorrhagique de la *puberté* et de la *ménopause*. Il modère les hémorrhagies, soit indirectement, en modifiant l'état général des malades (de Lostalot), soit directement, en régularisant la circulation utérine et ovarienne. Mais, c'est surtout contre la *métrite cervicale* des jeunes femmes lymphatiques ou scrofuleuses, s'accompagnant d'une leucorrhée très abondante, d'une hypertrophie considérable de l'utérus, que nos eaux réussissent le mieux. Le bain salé, aidé du spéculum de bain, diminue par son action résolutive, le volume de l'organe. L'écoulement leucorrhéique, après avoir augmenté au bout de quelques bains, diminue et cesse. Il s'opère là une sorte de substitution favorable, et celle-ci, à laquelle vient s'ajouter l'action tonique et altérante exercée par les eaux sur tout l'organisme, conduit à la guérison complète, réserve faite pour les cas où la maladie est par trop invétérée. On évite ainsi aux malades les ennuis d'un curettage. S'il existe des lésions très anciennes, très profondes de la muqueuse, l'amélioration générale, sous l'influence du traitement salin, reste un fait constant. Elle a pour avantages, de rendre plus efficace et d'assurer le succès définitif de toute intervention chirurgicale jugée nécessaire à la guérison.

III. Fibromes.

De toutes les affections utérines qu'on traite à Salies les fibromes constituent certainement, la plus fréquente. Le résultat pour ainsi dire constant de la médication salée, consiste dans une amélioration très marquée de l'*état général* des malades,si souvent épuisées : la nutrition générale se relève.

L'*action locale* existe aussi. Elle est indéniable, mais on ne l'observe pas à un degré de fréquence aussi grand. Quand elle se produit, elle s'accuse : 1° par une diminution de volume ; 2° par une atténuation ou une disparition complète des principaux symptômes, en particulier des hémorrhagies.

La diminution de volume s'obtient surtout avec les tumeurs fibreuses *sous-péritonéales*. Si la paroi abdominale est mince, on peut voir, sous l'influence des bains et des compresses d'eau-mère, les exsudats périmétritiques subir une régression progressive, disparaître, et au fur et à mesure de leur disparition les noyaux fibreux devenir plus apparents, s'isoler, alors qu'au début de la cure ils ne formaient qu'une masse uniforme. C'est alors qu'on observe la rétrocession du fibrome lui-même. Elle est généralement précédée par son ramollissement (Foix). Nous n'avons jamais vu de régression totale des fibromes, et avec notre excellent collègue et ami de Lostalot, nous pensons que, si elle existe, elle est exceptionnelle ; mais nous avons souvent observé des fibromes qui diminuaient d'un tiers ou même de moitié après une, deux, trois saisons.

Parallèlement à cette diminution de volume, s'atténuent les phénomènes de compression : dysurie, envies fréquentes d'uriner ; constipation ; congestion des veines hémorrhoïdales ; douleurs névralgiformes. Leur disparition ne saurait être considérée comme une preuve absolue de la rétrocession du fibrome, mais elle a cependant une grande valeur, et, dans la plupart des cas, leur constatation aidée de l'examen par le palper bi-manuel, suffit pour affirmer une diminution de volume. Dans les cas douteux, l'hystéromètre permettra toujours de se prononcer d'une façon absolue.

Salies exerce aussi très souvent une action modératrice sur les hémorrhagies liées à l'endométrite, qui accompagne presque toujours les corps fibreux et surtout ceux voisins de la muqueuse. C'est principalement chez les malades parvenues à la ménopause que nous avons observé cette action sédative des ménorrhagies, d'autant plus précieuse ici, qu'il s'agit de femmes souvent très anémiées ;

et on peut dire, du reste, que nos eaux favorisent puissamment la tendance naturelle des corps fibreux à diminuer du volume, et à s'atrophier au moment de l'âge critique.

IV. Déviations utérines

(*Anteversion* ; *Anteflexion* ; *Retroflexion*).

Les déviations utérines reconnaissent deux causes principales : l'inflammation métritique de l'organe lui-même ; le relâchement des ligaments destinés à le soutenir et à l'orienter.

Contre ces deux causes, les eaux chlorurées sodiques de Salies peuvent beaucoup. Par leur action résolutive, elles diminuent le volume, ordinairement augmenté, de l'utérus, et favorisent la resorption des adhérences ou des exsudats périmétritiques qui fixent l'organe dans une mauvaise position. Par leur action tonique locale, elles rendent aux ligaments leur tonicité perdue, et augmentent leur résistance. Ces résultats sont loin d'être constants ; on a d'autant plus de chances de les obtenir qu'il s'agit de lésions plus récentes.

V. Ovaro-salpingites ; paramétrite ; pelvipéritonite.

Résultat d'une inflammation utérine, propagée à la trompe par voie de continuité ou par l'intermédiaire des vaisseaux lymphatiques, l'*ovario-salpingite*, une fois créée, constitue une affection opiniâtre, tenace, rebelle aux moyens médicaux. Aussi sommes nous loin d'obtenir toujours, par nos eaux, ce que nous obtenons dans certaines formes d'endométrite.

Pour que Salies soit indiqué, il faut d'abord que la chronicité de la maladie soit absolument établie. Nulle part, l'absence de toute acuité ou même subacuité, ne s'impose plus formellement qu'ici. Il faut ensuite n'employer que des bains salés très mitigés. Les bains trop forts peuvent provoquer de ces poussées de peri-salpingite, de pelvi-peritonite, si fréquents à se produire dans l'affection qui nous occupe, à l'occasion d'une fatigue, d'un excès quelconque, ou même sans cause appréciable.

Par contre, prises dans les conditions que nous indiquions tout à l'heure, à l'aide de bains peu concentrés, nos eaux sont très souvent utiles. On ne saurait les affirmer capables d'amener la regression d'une trompe dure, épaissie, comme celle de la salpingite chronique, mais elles favorisent la resolution des noyaux de *paramétrite*, des empatements diffus qui entourent les trompes malades. Au fur et à mesure de leur disparition, il n'est pas rare de percevoir plus distinctement la trompe, sous forme d'un cordon dur, noueux, plus ou moins adhérent aux parois du bassin.

Ce que nous venons de dire s'applique aussi aux *pelvi-peritonites*. Pour qu'elles bénéficient de nos eaux, il faut qu'elles soient très anciennes. Dans les suppurations pelviennes se formant lentement « après des accès répétés de pelvi-péritonite, Salies est très utile. Le pus augmente, devient meilleur, parfois sanglant. On suspend, puis on recommence. La poche diminue, l'utérus redevient mobile. La sécrétion purulente se tarit » (Foix).

VI

CHLOROSE. CHLORO-ANEMIE

La *Chlorose*, l'anémie chlorotique essentielle, est une entité morbide bien caractérisée. Maladie de déchéance, reconnaissant pour cause l'hérédité, tantôt directe, ce qui est fréquent (Pr Potain), — les chlorotiques engendrent des chlorotiques — tantôt indirecte,— les chlorotiques naissant de parents tuberculeux — elle survient le plus souvent au moment de la puberté, avec ou sans cause occasionnelle. Deux faits dominent son histoire : une difficulté particulière des hématoblastes à se transformer en hématies ; le peu de viabilité de celles-ci. (GILBERT, art. Chlorose in *Traite de Médecine*). Elle est accompagnée par la triade symptomatique des troubles génitaux, digestifs, et nerveux, auxquels s'ajoutent les souffles vasculaires. Le sang des chlorotiques est pauvre en hémoglobine, et doué d'une très faible activité de réduction dans les tissus.

L'anémie, au contraire, la *chloro-anémie* n'est pas une maladie ; elle n'est que le symptôme de nombreuses maladies. Pour le Professeur Hayem c'est une chlorose surajoutée à un état pathologique prœexistant. (GILBERT, *loc. cit.*) La tuberculose, la syphilis, les hémorrhagies etc.., sont autant de types morbides pouvant donner lieu à l'anémie. Il faut donc s'attendre, dans la chloro-anémie, à se trouver en face des symptomes propres à la maladie qui lui donne naissance, et de symptomes spéciaux à la chloro-anémie elle-même ; ceux-ci (réserve faite pour les souffles vasculaires) sont, à peu de chose près, ceux de la chlorose.

Notre confrère LEJARD, dans un travail paru en 1888. (*Des anémies*, Paris, 1888), a formulé les conclusions suivantes :

« Les eaux de Salies de Bearn sont spécifiques de l'anémie.

« Elles augmentent la richesse du sang en oxyhémoglobine.

« Elles agissent sur l'activité de réduction de l'oxyhémoglobine dans les tissus ; les eaux chlorurées sodiques excitent l'activité trop lente ; les eaux bromurées iodurées dépriment une activité exagérée.

« Elles agissent sur le système nerveux, en excitant le système sympathique, et en calmant l'excitabilité cérébro-spinale.

« Elles guérissent les affections locales, quand elles existent, surtout celles qui sont entretenues par l'anémie. »

Peut-être est-il un peu exagéré de dire que nos eaux sont *spécifiques* de toutes les anémies. Il est bien peu d'eaux minérales, où on ne soigne — et avec succès — des anémiques ; nous croyons qu'il faut distinguer, et que *tous* les anémiques ne sont pas *également* justiciables des eaux chlorurées sodiques fortes.

A. Robin, dans le travail que nous avons déjà cité les divise en deux catégories : 1° les anémiques dont les échanges azotés, et dont les oxydations sont diminués (ce sont les plus fréquents) et 2° les anémiques dont les échanges azotés et les oxydations sont augmentés.

Aux premiers, il est d'avis d'ordonner le fer, et les bains salés, qui tous deux augmentent les échanges, et les oxydations ; aux seconds, il conseille de donner l'arsenic qui les diminue, et de défendre le bain salé. Tout au plus pourra-t-on permettre le bain au quart. Peut-être aussi, dans ce cas, l'addition d'eau-mère viendrait-elle compenser l'action très légèrement suroxydante de ce bain.

8

Il faut, d'ailleurs, selon nous, tenir grand compte, dans le traitement thermal de l'anémie, des circonstances étiologiques ou constitutionelles qui ont créé les troubles morbides, ou les entretiennent. Il faut aussi, comme le fait remarquer Durand Fardel, tenir compte de la prédominance de tels ou tels troubles fonctionnels. Partant de là, les chloro-anémies les plus justiciables de Salies, nous les trouvons dans les anémies *diathésiques* (G. Sée) : c'est l'anémie liée à la scrofule, au lymphatisme ; l'anémie des jeunes femmes, en rapport avec une atonie générale des tissus et des organes ; ou encore l'anémie s'accompagnant d'*aménorrhée* ou de *pauciménorrhée*. Dans tous ces cas, bains et douches salées, combinés ou non avec l'emploi de l'eau mère, ont un effet des plus favorables. La spécificité d'action de nos eaux s'applique aussi aux autres espèces d'anémie, mais à un moindre degré.

VII

MALADIES NERVEUSES

Nous mentionnerons ici la *neurasthénie*, la *paralysie atrophique de l'enfance*, la *chorée chronique*.

Dans certaines formes d'irritation spéciale, de *neurasthénie*, survenant chez des sujets surmenés, les bains salés, additionnés ou non, suivant les cas, d'une certaine quantité d'eau mère, sont très utiles. Mais ici encore, il est important de se préoccuper de l'état diathésique, du terrain sur lequel évolue la maladie. Ce sont surtout les cas de neurasthénie greffée sur un fond lymphatico-scrofuleux (Professeur Grasset) qu'on doit envoyer à Salies.

Dans la *paralysie infantile* parvenue à la période de rémission, au moment où les phénomènes paralytiques, plus ou moins généralisés, tendent à se localiser dans un ou plusieurs groupes musculaires, nos eaux rendent de réels services. Par les bains pur sel, par les douches, on favorise la nutrition des parties malades et le retour de la contractilité musculaire. La médication salée constitue ici un adjuvant précieux des autres méthodes de traitement, en particulier de l'électrisation.

A propos de la *chorée*, Foix écrit : « Envoyez en toute sécurité et avec complète certitude de succès la *chorée chronique* ou passée à l'état chronique. A quelque date qu'elle remonte, quelle qu'en soit l'intensité, qu'elle soit ou non accompagnée d'une hémiplégie notable, elle sera rapidement améliorée et plus tard guérie. » — De plus, tous ceux qui ont traité de cette maladie, G. Sée en particulier, ont insisté sur ses relations avec l'arthritisme ou le rhumatisme d'une part, avec la scrofule d'autre part. Ce sont surtout les choréiques de la dernière catégorie qui sont passibles des eaux salées, et en retireront le meilleur profit.

Troisième Partie

CONTRINDICATIONS

I

La plupart des médecins qui ont écrit sur Salies, en particulier le docteur Foix, donnent comme contrindications à l'emploi de ses eaux :

Les *maladies organiques du cœur.*
L'*albuminurie* avec anasarque.
La *phthisie tuberculeuse.*
L'*asthme.*
L'*herpétisme* avec manifestations cutanées, étendues et fréquentes.

Les trois premières représentent des contrindications générales à l'emploi de presque toutes les eaux minérales — tout au moins de certains procédés balnéothérapiques. Elles n'ont rien de spécial à la station.

L'*asthme*, au contraire, constitue chez l'adulte une contrindication spéciale à l'endroit de nos eaux. Il en est de même de l'*herpétisme*, et par herpétiques, nous entendons les malades sujets à des éruptions cutanées, se renouvelant souvent, occupant une large surface du corps. Toutefois, la contrindication est ici moins formelle que pour l'asthme. Nous avons gardé le souvenir d'une malade atteinte d'*urticaire chronique,* qui venue, à Salies pour un myofibrome de l'utérus, vit sa maladie de peau s'amender considérablement, sous l'influence des bains. Cette observation que nous avons tenu à mentionner ici, ne saurait en rien infirmer le fait, envisagé à un point de vue général, que l'herpétisme contrindique les eaux de Salies, mais elle montre qu'avant de défendre la médication salée à un malade porteur d'une maladie de peau, mais justiciable de nos eaux pour une toute autre affection, il faut tenir grand compte de l'étiologie de la lésion cutanée, et du terrain sur lequel elle évolue.

Dans le cas présent, l'urticaire avait apparu dans le cours d'une affection utérine. Celle-ci fut considérablement améliorée par Salies. C'est dans ce fait que réside, selon nous, l'explication du mieux survenu dans l'urticaire elle-même.

Bibliographie

PUBLICATIONS ANTÉRIEURES CONCERNANT LES EAUX DE SALIES-DE-BÉARN

1860. Notice sur les eaux-mères, les eaux et les sels de Salies-de-Béarn, suivie des notes et observations des Dr Nogaret. O. Réveil et O. Henri fils. *Dr Nogaret.*

1865. Etude théorique et chimique des eaux minérales chloro-bromo-iodurées de Salies-de-Béarn.
Dr Coustalé de Larroque.

1867. Lettre médicale sur l'absorption et les bains entiers. *Dr Coustalé de Larroque.*

1867. Deuxième édition de l'ouvrage de 1860 (no 1 de ce tableau) considérablement augmentée d'observations thérapeutiques du Dr Nogaret.
O. Réveil et O. Henri, fils.

1869. Indications générales, spécialement des eaux chlorusées sodiques, bromo-iodées de Salies-de-Béarn.
Dr Coustalé de Larroque.

1875. Du traitement des névroses par les eaux de Salies.
Dr Nogaret.

1877. Aperçu sommaire sur l'efficacité thérapeutique des eaux de Salies. *Dr Nogaret.*

1878. Etude médicale sur les eaux de Salies-de-Béarn. *Dr Foix.*

1883. Indications et contre-indications des eaux de Salies. *Dr Foix.*

1884. Notice médicale sur les eaux chlorurées iodiques, bromo-iodurées et observations cliniques. *Dr Dupourqué.*

1886. Notice médicale sur les eaux de Salies-de-Béarn. *Dr Marsoo.*

1888. Les eaux de Salies-de-Béarn, étude clinique. *Dr Mascadé.*

1888. Des anémies et leur traitement. *Dr Lejard.*

1889. Des Eaux-de-Salies (anémies, lymphatisme, tuberculose, maladies des femmes. *Dr Lejard.*

1890. Action thérapeutique de Salies-de-Béarn. *Dr R.-D. Petit.*

1891. Traitement des affections de l'utérus et de ses annexes par les eaux de Salies-de-Béarn. *Dr P. de Lostalot-Bachoué.*

1891. Les eaux de Salies-de-Béarn. Etude clinique et thérapeutique. *Dr Lissonde.*

Table des Matières

PRÉMIÈRE PARTIE

LES EAUX DE SALIES-DE-BÉARN

DEUXIÈME PARTIE

INDICATIONS THÉRAPEUTIQUES

TROISIÈME PARTIE

CONTRINDICATIONS

Saint-Amand (Cher). — Imprimerie DESTENAY, Bussière Frères.

www.ingramcontent.com/pod-product-compliance
Ingram Content Group UK Ltd.
Pitfield, Milton Keynes, MK11 3LW, UK
UKHW020320250726
13967UKWH00004B/1782

9 782012 930117